ELEGIDOS

PARA SER QUIROPRÁCTICOS

Dr. Liam P. Schübel

Dr. Judd Nogrady

Quiroprácticos

Título original: Cast To Be Chiropractors

Traducción: María Elena Legarreta

©2011 de Liam Schübel y Judd Nogrady

Reservados todos los derechos. Queda estrictamente prohibida, sin la autorización escrita del editor, la reproducción parcial o total de esta obra por cualquier medio o procedimiento electrónico o mecánico, incluidos la fotocopia, grabación o un sistema de almacenamiento de información o de recuperación – excepto para reseña de libros, en las que se pueden citar breves pasajes para imprimir en una revista, diario o en la Web.

Impreso por primera vez en 2012
ISBN: 9781795435901

Ilustraciones: Mike Jaroszko

"Cuanto mayor es la visión,

mayor es la vida."

-Dr. Liam Schübel, Quiropráctico

Lo que dice la gente acerca de

ELEGIDOS PARA SER QUIROPRÁCTICOS...

Elegidos Para Ser Quiroprácticos me encantó. Un libro divertido e interesante que deben leer todos los quiroprácticos del mundo. Los alentará a revivir su viaje personal para encontrar lo que la quiropráctica significa para ellos a la vez que evocará los recuerdos de la primera vez que encontramos la Gran Idea.

Tuve la oportunidad de experimentar la pasión y el crecimiento de Liam y Judd mientras recorrían su propio camino hacia el éxito, de la misma manera que lo hará cada uno de los lectores de este lindísimo libro.

-Outlaw Jim Dubel
www.nbchiro.com

"Me encantó el libro. Está escrito con gran estilo y humor e ilustra el viaje de dos quiroprácticos bien diferentes. Mi viaje fue totalmente distinto, por eso disfruté tanto su lectura."

-Reggie Gold
www.reggiegold.com

"Desde "La vida Sin Miedo" de Fred Barge que no me sentía tan movilizado. Elegidos Para Ser Quiroprácticos es un profundo recordatorio del poder y la enormidad de la quiropráctica".
-Dr. Angus Pyke
El Quiropráctico del Año, Australia 2011

Elegidos Para Ser Quiroprácticos es un libro apasionante. Los doctores Liam y Judd nos llevan a través de un viaje extraordinario mientras desarrollan y maduran su pasión por la quiropráctica. Este libro te inspirará a romper los límites y encender tu pasión por servir a la humanidad.
-Thom Gelardi, D.C.
Fundador del Sherman College of Straight Chiropractic

"Acompañen a estos dos quiroprácticos visionarios en su viaje inspirador relatado en Elegidos Para Ser Quiroprácticos. Los doctores Liam Schübel y Judd Nogrady cuentan sus historias en este sincero y encantador libro. Vean de qué manera cualquier persona puede, debe y logra cambiar el mundo. Disfruten el libro y el viaje."
-Christopher Kent, DC, JD
www.subluxation.com

"Me encantan las historias de viajes, especialmente las de quiroprácticos. Estos son dos amigos que comparten el mismo llamado. Dos estilos, pero una misma profesión y lo más importante, dos personalidades diferentes enfocadas hacia un mismo objetivo.

Disfruten de esta obra y piensen acerca de su propio viaje. Los quiroprácticos están para brindar servicio y son las únicas personas que remueven las interferencias de los impulsos mentales.

Liam and Judd, gracias por compartir este libro."
-Bill Decken, DC, ACP
Presidente del Departamento de Filosofía de
Scherman College of Chiropractic
www.Sherman.edu

"Acabo de aterrizar en Nueva Zelanda y durante todo el vuelo leí Elegidos Para Ser Quiroprácticos. No pude dejar de leerlo y no puedo esperar por el segundo volumen. Los Doctores Schübel y Nogrady son los exponentes del amor al servicio y la dedicación a la quiropráctica.

Este libro representa una visión global de la quiropráctica y debe ser lectura obligatoria para todos aquellos que quieren hacer del mundo un mejor lugar. Lo recomiendo a los que desean caminar junto con dos quiroprácticos importantes y poderosos que están viviendo el sueño de distribuir a la humanidad el regalo de la quiropráctica."
-Dr. Brian D. Kelly, Presidente
Life Ciropractic College West
www.Lifewest.edu

"Si alguna vez se preguntaron cuál es la fuente de inspiración para un quiropráctico, este libro es el mapa que les mostrará el camino. Los doctores Schübel y Nogrady comparten magistralmente desde el corazón sus historias de la quiropráctica e invitan al lector a hacer lo mismo. Este libro debe ser leído por profesionales y estudiantes de quiropráctica."

-Eric G. Russell, DC, DPhCs
President, New Zealand College of Chiropractic
www.chiropractic.ac.nz

"! Qué regalo! Gracias Dr. Schübel y Dr. Nogrady por capturar nuestro llamado a la quiropráctica. Este es el regalo perfecto para todos los quiroprácticos que conozco".
-Dr. Shane Walker, Presidente,
International Federation of Chiropractors and Organizations
www.ifcochiro.org

"¡Este es el libro que desearía haber leído cuando comencé en mi vida! Judd Nogrady y Liam Schübel cuentan de manera fresca, honesta e intima su permanente amor por la quiropráctica. Desde el principio, su pasión y propósito inquebrantables golpean fuerte y bien.

Desafío a que lo lean para inspirarse y cavar más profundo para compartir la quiropráctica con la humanidad. ¡Una lectura excelente que es difícil de abandonar!"
-Maired Howe Rothman
Editora de Spizz Magazine
www.spizzmagazine.com

"Perseverancia, audacia, valentía, convicción, determinación. Palabras que cada persona y cada gran líder debe poseer. El éxito en la quiropráctica se trata de mantenerse fiel a sus principios y a la visión frente a los desafíos y guiar a los pacientes hacia sus objetivos de salud.

Los doctores Liam y Judd nos demuestran que para llegar a ser líderes y producir efectos no se puede ser un grande en un aspecto de la vida y mediocre en el otro. Con este libro, estos líderes de nuestra profesión iluminan el camino que debemos seguir."

-Ross McDonald, DC
Director, Scottish Chiropractic Association
Fundador/Propietario. The Edinburgh Lectures
www.chiropracticlectures.com

"Elegidos Para Ser Quiroprácticos es un gran libro inspirador de fácil lectura. Es el viaje de dos líderes quiroprácticos hacia una vida llena de propósitos a través de la quiropráctica. Un libro entretenido que te hará reír, pero más que nada te recordará lo maravilloso que es un quiropráctico que ama y se ocupa de cuidar a la humanidad."

-Billy de Moss DC
Fundador y Director de Cal Jam
www.californiajam.org

Agradecimientos

"Estamos parados sobre los hombros de gigantes".

Quiero agradecer a las siguientes personas que han sido importantísimas para inspirar mi desarrollo personal y profesional. Hay muchas otras que no menciono por temas de espacio y falta de memoria, pero a quienes también agradezco.

Mi querida esposa Parinda, mi hijo Liam Jr., mi hija Maryanne, mis padres William Félix Schübel Jr., y Marie Schübel.

Mis hermanos: Dr. Brian Schübel, Brandan Schübel y Colin Schübel, mi tío Seamus Kerrigan, mi abuelo William Félix Schübel.

Dr. J.T. Kwon, Dr. David A. Rogosky, Dr. D.D. Palmer, Dr. B. J. Palmer, Dr. Sid Williams, Dr. Thom Gelardi, Dr. Reggie Gold, Dr. Fred Barge, Dr. Jim Dubel, Dr. Joe Strauss, Dr. Christopher Kent, Dr. Brian Kelly, Dr. Ross McDonald, Dr. Michael Sontheimer, Dr. Christopher Taylor, Dr. Bradley Rauch, Dr. Peter Morgan, Dra. Emily Broniak, Dr. Richard J. Santo, Dr. Walter Sanchez, Dr. Raymond Page, Dr. Myron Brown, Dr. Adam Nogrady, Dr. Judd Nogrady, Dr. Terry Rondberg, Cinthya Cárdenas, Julinho Cárdenas, Luis Dávila, Ana Avalos, Pedro Paredes, Naydu Paredes, Alba Avalos y Don Fernando Avalos.

-Dr. Liam Schübel

Deseo agradecer a mi familia por su inquebrantable confianza y paciencia.

Dra. Verónica Nogrady, Dr. Adam Nogrady, Dra. Jill Nogrady, Dr. Alec Nogrady y mis hijos Montana y Jacob.

Y muy especialmente, a la persona que más influyó en nuestro éxito, mi abuelo David Brock, quien, con apenas quinto grado de educación escolar, tuvo un enorme conocimiento del mundo. Su sed de vida era insaciable y su energía era inigualable. Vivió plenamente hasta que falleció a los 88 años. En todo el tiempo que tuve el privilegio de conocerlo, nunca le oí criticar a persona alguna y su lema "Triunfa no por ti mismo, sino para que "el próximo" tenga la vida un poco más fácil" es una forma de vida que puede beneficiar a toda la humanidad. En su memoria todos tratamos de que el mundo sea un mejor lugar para "el próximo".

Todo mi amor y respeto,

-Dr. Judd Nogrady

Prefacio

Mientras escribía este libro, me preguntaban constantemente "¿De qué se tratará? La respuesta "Quiropráctica" no parecía ser suficiente para muchos. Este libro se escribió para que ustedes puedan levantarse y darse cuenta de que la quiropráctica está siendo atacada.

Los enemigos están en la puerta de adelante y en la de atrás. Los enemigos de la quiropráctica vienen de adentro y de afuera. Estamos literalmente rodeados. Muchas personas dentro de la profesión han predicado la paz. N puede haber paz con este enemigo; no se detendrá hasta lograr la aniquilación de la quiropráctica y de todo lo que nosotros defendemos.

Los quiroprácticos somos, por naturaleza, almas fuertes pero amables plenas de energía de vida. Somos protectores de la fuerza que anima al mundo. Somos "portadores de vida". Reconocemos que no somos los que curamos, pero los que sacamos las interferencias para que el cuerpo pueda funcionar de manera óptima. Para muchos de nosotros es muy difícil enfadarse y continuar enfadados porque no está en nuestra naturaleza hacerlo. Lo que les pido es que dejen de lado el enojo y *tomen medidas*.

Esta es nuestra oportunidad de ayudar a que la quiropráctica permanezca pura, que pueda ser practicada para las próximas generaciones. Si no nos ponemos de pie, nadie lo hará.

Algunos pueden preguntar ¿Cuál es el problema? El problema es que, si ustedes piensan lo mismo que yo, entonces, como yo, corren el riesgo de extinguirse. Para ser más específico, yo creo que:

- Las subluxaciones vertebrales dañan la salud a todo nivel.

- Cada hombre, mujer y niño deben ser chequeados y, si es necesario, ajustados por un quiropráctico.

- Cada recién nacido debe tener su zona cervical alta chequeada y, si es necesario ajustada, dentro de las primeras horas de su nacimiento. Dentro de los primeros minutos, si es posible.

- El ajuste quiropráctico tiene un análisis previo y posterior que es independiente de cómo se siente la persona.

- Las personas deben sentirse libres de no utilizar drogas, si así lo deciden.

- La quiropráctica debe estar separada y ser diferente de la práctica de la medicina.

- Los colegas quiroprácticos deben enfocarse principalmente en enseñar la ciencia, el arte y la filosofía de la quiropráctica.

- Cada estudiante de la universidad de quiropráctica debe aprender a analizar la columna en búsqueda de subluxaciones utilizando la técnica reconocida que él elija.

Necesitamos personas comprometidas que nos unan y nos ayuden a formar una fuerte alianza para salvar a la quiropráctica. De lo contrario, la quiropráctica morirá.

Algunas personas me dicen que ya es demasiado tarde. Dicen que la quiropráctica que conocemos está dando su último suspiro. Yo prefiero pensar y actuar como un famoso rebelde checheno a quien, mientras enfrentaba enormes adversidades contra un agresor soviético, le preguntaron "¿Cómo puede ganar?, no tiene armas, ni comida, ¿qué hará?" Su respuesta fue escalofriante:

"Arrojaremos piedras y comeremos rusos". Nosotros debemos adoptar esa actitud. ¿están dispuestos a luchar por los principios de la quiropráctica? Yo lo estoy. Yo me pondré de pie y seré escuchado. ¡Le diré al mundo que la quiropráctica pura debe sobrevivir!

Las personas claman por nuestro tipo de cuidado, debemos ponernos de pie y pasar el mensaje. Lean nuestra historia y vuelvan a encender vuestra pasión para brindar al mundo el cuidado quiropráctico.

Una explicación

No ha sido nuestra intención escribir una autobiografía. No es nuestra historia – es la historia de la quiropráctica. Esta historia fue escrita con la idea de compartir nuestra visión sobre el arte de curar más grande que el mundo haya conocido. Es un homenaje a los grandes hombres y mujeres que han practicado el arte sanador de la quiropráctica. No tendría sentido hacer una lista de los quiroprácticos que más repercusión han tenido, ya que hemos sido bendecidos con la abundancia de fuertes personalidades que han dado mucho a nuestra profesión.

Hoy en día se habla mucho acerca de la dirección que debemos tomar. Es fácil olvidar que hace apenas unos años, algunos quiroprácticos debieron enfrentar la prisión y la ruina financiera simplemente por ir a sus oficinas y practicar la quiropráctica. Esas personas decididas e independientes se dedicaron por más de cuarenta años a practicar sistemáticamente la profesión que amaban. Hemos tenido la suerte de codearnos con algunos de esos primeros practicantes. Su historia es nuestra historia. Su fe y su legado ahora son nuestros.

Nuestro deseo más sincero es que ustedes compartan la quiropráctica con toda la humanidad. Esperamos que ustedes arriben al mismo convencimiento al que llegamos nosotros, que la única forma de lograr nuestra propia felicidad es ayudar a los demás a vivir de manera sana, feliz y productiva. Es el camino más noble que conocemos.

Table of Contents

1	Amigos para siempre	1
2	Un camino grabado en la piedra	7
3	Decisiones, decisiones, decisiones	21
4	Algunos obstáculos en el camino	33
5	Maravillado	39
6	¿Cuántas materias más?	57
7	Comenzamos a ayudar a la gente	89
8	El gigante se despierta	107
9	Saliendo al mundo	119
10	El final es el comienzo	137
	Epílogo	153
	Referencias	157

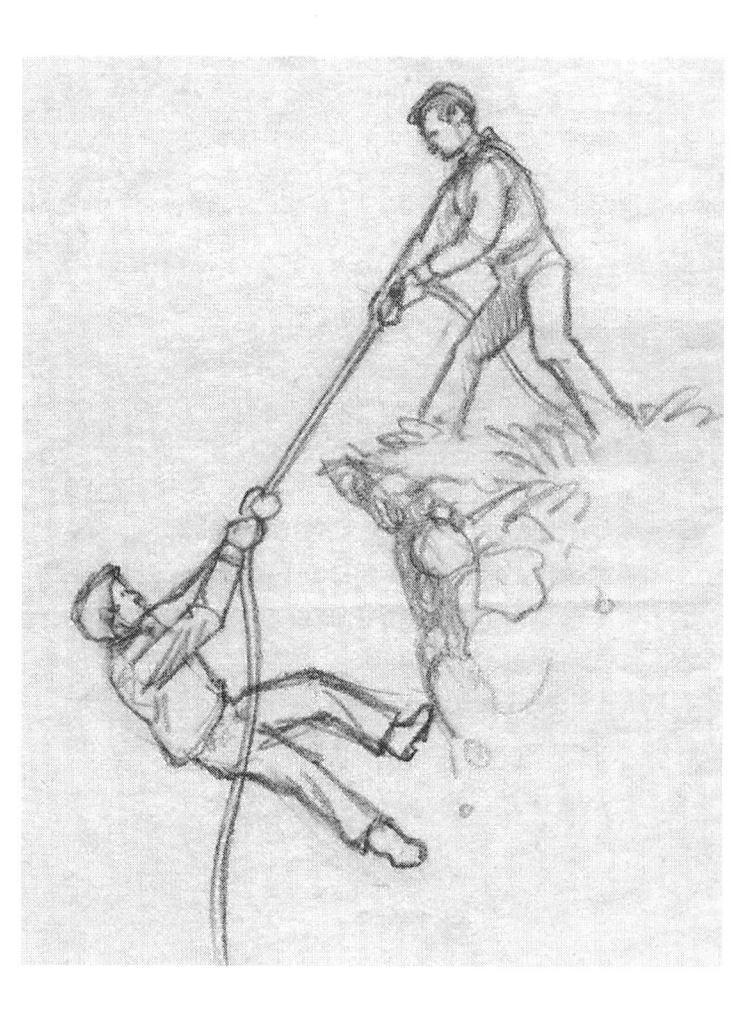

CAPÍTULO 1
Amigos para siempre

Dr. Judd Nogrady

Ser quiropráctico se ha convertido en una elección profesional bastante popular. Hasta hace poco tiempo, los quiroprácticos se elegían por extrema necesidad. Por lo general, como consecuencia de un accidente o enfermedad. Uno por uno fuimos rescatados gracias al milagro de la quiropráctica. Recuperamos nuestra salud y nuestras vidas y renacimos con una nueva dedicación a un servicio para la salud revolucionario y único denominado quiropráctica. Fuimos rescatados del fuego de la enfermedad y recibimos un don extraordinario. Fuimos moldeados para ser quiroprácticos.

La quiropráctica no es una elección profesional. Es una elección de vida. Es una lucha continua por la superación, sin descanso. La quiropráctica se trata de unas pocas personas que se dedican a ayudar a los demás. El objetivo de este libro es brindar a otros quiroprácticos la posibilidad de comprender la enorme responsabilidad que tienen respecto del resto de la humanidad. Debemos estar seguros de que el mayor descubrimiento para curar continúe siendo sagrado y, lo más importante, que se comparta con toda la humanidad.

El Dr. Liam Schübel y yo nos conocimos casualmente en la Universidad de quiropráctica. Fuimos compañeros de estudios y nos convertimos en grandes amigos. Una de las cosas que toda persona necesita para vivir de la mejor manera posible es un buen amigo. Decidimos escribir este libro en conjunto porque nuestro deseo es que los quiroprácticos y aquellos que no lo son, vivan la vida que se merecen.

El Dr. Liam y yo somos muy diferentes en varios aspectos. La mayoría de las personas saben que el Dr. Liam es un quiropráctico nacido en los Estados Unidos de América y que es fuente de inspiración para la profesión; un gran educador para los millones de personas que asisten a sus conferencias a lo largo y ancho del planeta.

Yo elegí un camino totalmente diferente. Tengo una práctica en mi hogar y tres oficinas quiroprácticas en la ciudad de Nueva York y en el Estado de Nueva York. Viajo muy poco. Tampoco veo a otros profesionales a menos que los ajuste en mi práctica. Algunas personas dirán que vivo en mi mundo, pero lo que yo hago con todo mi ser es ayudar a los demás a alcanzar su pleno potencial gracias al ajuste quiropráctico.

Unas de las cosas que más disfruto de la quiropráctica son las visitas a domicilio que realizo dos veces por semana. Brindar cuidado quiropráctico a los recién nacidos y a sus madres es de vital importancia. Paso los días y las noches ajustando familias, raramente me alejo de mi rutina.

El Dr. Liam y yo vivimos en dos mundos distintos, pero compartimos el mismo amor y la misma profunda pasión por la quiropráctica y por nuestros colegas. Este libro está concebido para ayudar a otras personas a lograr una vida plena de amor y abundancia sin perder el profundo sentido de su objetivo.

Nuestra intención es que la quiropráctica se convierta en una amiga con quien puedan compartir sus sueños, que los ayude a ponerse de pie cuando se resbalen, los empuje cuando se detengan o disminuyan el ritmo, pero lo más importante es que vean en ella una amiga que, al igual que ustedes, comparte la pasión por la mejor profesión del mundo, la quiropráctica.

Dr. Liam P. Schübel, DC

Cuando mi buen amigo el Dr. Judd Nogrady y yo comenzamos a analizar la idea de escribir este libro, debo confesar que no estaba demasiado entusiasmado. Básicamente soy una persona a la que le gusta moverse y la idea de sentarme frente a una computadora a escribir, no me atraía. Sin embargo, cuando más hablábamos del tema, más me convencía de lo mucho que ambos podíamos compartir con los demás.

El Dr. Judd es un quiropráctico plenamente confiable y sólido como una roca. Siempre se puede contar con él cuando se necesita una opinión objetiva. Lleva una vida ejemplar de profunda dedicación a su familia, amigos y a la quiropráctica. El Dr. Judd es una de las pocas personas que conozco que no solo abraza la quiropráctica, sino que está entrelazado con ella. Muchos quiroprácticos, entre los que me incluyo, han tenido la fortuna de compartir su dedicación completa a nuestro arte. Durante los veinte años en los que he tenido el privilegio de conocerlo, nunca supe que vacilara respecto de su familia, la quiropráctica o nuestra amistad.

El profundo amor que siento por nuestra profesión me hace vivir en lo que yo denomino un caos organizado. Divido mi tiempo entre las múltiples oficinas quiroprácticas de Perú y la República Dominicana asesorando y orientando a quiroprácticos para que sean exitosos, dirigiendo seminarios de quiropráctica y negocios de productos, promocionando viajes relacionados con la misión de la quiropráctica, estando políticamente activo en la International Federation of Chiropractors and

Organizations (IFCO), y participando como miembro activo del consejo Directivo del Sherman College of Chiropractic en South Carolina, Estados Unidos de América. Mi vida se completa en mi hogar, como padre de mis dos hermosos hijos, Liam Jr., y Maryanne, y como esposo de mi amada esposa, Parinda.

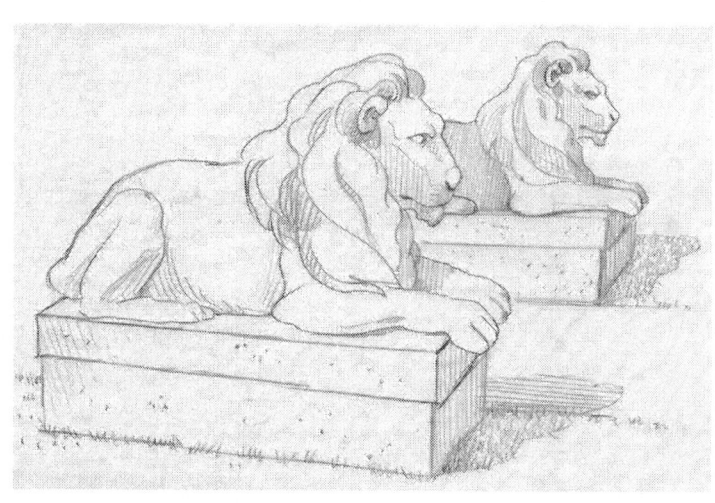

CAPÍTULO 2
Un camino grabado en la piedra

Judd

Una vida de pleno compromiso con la quiropráctica no es un camino sencillo. Se debe liderar, no obedecer. Los demás siempre están primero que nosotros, lo que significa que raramente podamos tener una cena o un descanso normales. Significa un compromiso total con los demás y con el arte, "tu arte", de la quiropráctica.

Muchas personas no escogen un camino en su vida, tan solo la transitan y raramente miran a su alrededor. Simplemente toman lo que se presenta y siguen de largo sin inmutarse. Sin embargo, otras personas eligen, tienen metas y hacen planes a largo plazo. Por lo general sus vidas son más duraderas, plenas y productivas.

Luego están los que son elegidos no por su propia decisión. El universo les tiende la mano escogiéndolos de las multitudes y colocándolos en un camino especifico. A ellos no les importa lo que piensen los demás y poco les preocupan las trivialidades de las masas. Están demasiado ocupados sirviendo a los demás. Cuando fallecen, se produce un enorme vacío en la tela de la vida que perdura hasta que otro es elegido para llenarlo. Son los quiroprácticos, y si el lector es uno de ellos o piensa serlo, deberá saber que el reto es muy grande y que tiene todo un mundo para servir.

Los quiroprácticos de anteriores generaciones ejercían su profesión habitualmente *durante cuarenta años o más*, sin desviarse de su camino. Eran maestros en fomentar la vida y aliviar el sufrimiento humano. Siempre tenían tiempo platicar sobre su fe y para un ajuste más. Cuando yo fui elegido para ser quiropráctico, ¡seguramente reemplacé a un profesional muy testarudo!

Yo tenía 20 años y era oficial de policía de la ciudad de Nueva York. Además, me dedicaba a comercializar chatarra. El trabajo era sencillo para mí. Todo se hacía con fuerza bruta. Ante la duda, usaba más fuerza. Cualquier problema que tuviera, siempre se podía solucionar con fuerza. Mi filosofa era: "si dudas, pega fuerte" ¿Una persona se resiste a ser arrestado? ¡Golpéalo más fuerte! ¿el trozo de metal es demasiado largo y no cabe en el camión? Toma una maza y ¡golpea fuerte! ¿Una persona discrepa contigo?, ¡dale un puñetazo! La vida era muy simple, pero cuando llegó el llamado, la vida me *golpeó* bien fuerte, para que me diera cuenta.

Había acarreado chatarra y desperdicios de metal en la ciudad de Nueva York y sus alrededores dese los dieciséis años. Compré mi primer camión antes de haber obtenido la licencia de conducir. Generalmente dejaba de ir a la escuela e iba a trabajar y nunca había pensado en hacer otra cosa. Solamente asistía a la escuela los lunes y viernes. El único motivo por el que iba a clase era para obtener un diploma y satisfacer a mi severa pero no demasiado estricta madre.

Me convertí en oficial de policía por accidente. Un amigo deseaba desesperadamente ser oficial. Me pidió que lo condujera al centro de exámenes porque era la única persona que conocía cuyo vehículo era confiable. Cuando arribamos al edificio, supimos que el examen lo podía rendir cualquier persona que se presentara. En lugar de dar vueltas por los alrededores mientras lo esperaba, decidí rendirlo. Lo aprobé y seis meses después me convocaron para comenzar mi entrenamiento.

En esa época, la academia de policía de la ciudad de Nueva York era conocida por tener la mejor formación policíaca del mundo. Después de la graduación, fui asignado para patrullar a pie Bedford-Stuyvesant, Brooklyn, en el precinto 73a de la ciudad de Nueva York.

Después, roté por los precintos 73, 75, 77 y 83, considerados los vecindarios más violentos de los Estados Unidos. Como oficial de policía en esas áreas, mi filosofía de golpear fuerte funcionaba perfectamente bien.

A los veinte años, mi familia y mis amigos pensaban que lo tenía todo. El negocio de chatarra era pujante. Mi carrera como policía me brindaba los mejores seguros de vida y de salud y una vez transcurridos veinte años del ejercicio de la profesión podía acceder a una pensión, lo que me permitiría retirarme a los cuarenta años. Era un tonto si renunciaba. Eso es lo que "todos" decían. Pero al año de haber ingresado y viendo que aún tenía diecinueve por delante, cuanto más trabajaba de policía menos me gustaba lo que hacía. Entonces, hice lo que prácticamente ningún agente hace: renuncié. Esto es tan inusual en la actividad policial que mi sargento, con veintinueve años de experiencia, nunca había completado el papeleo de una persona que hubiera renunciado tan repentinamente.

Los últimos trámites fueron la entrega del arma, una entrevista de salida y un par de movimientos de cabeza del aturdido sargento. Cuando tomé la decisión de irme, le mostré al universo que era una persona que podía ser considerada capaz de hacer lo que pensaba que era acertado. Estoy convencido que la quiropráctica tocó mi puerta ese día. Sin embargo, ella sabía que aún necesitaba un duro golpe para colocarme en el camino correcto.

Siempre me preguntan por qué renuncié a la policía. El trabajo de un oficial de policía es una excelente elección para muchas personas. Sin embargo, cuando yo hacía mi trabajo sentía que era una vida sin objetivos. Hacía multas para llenar talonarios y arrestaba personas para que al día siguiente salieran en libertad. Todo parecía ser un ejercicio inútil y sin sentido.

Por el contrario, mi negocio de chatarra era sencillo de entender. El trabajo podía ser largo, duro y pesado, pero nos pagaban por peso. Cuanto más pesado era el trabajo, más dinero hacíamos. Había problemas, pero ninguno que no se pudiera solucionar con los puños y trabajando duro.

Otro beneficio de levantar objetos de metal pesados todo el día es tener un buen físico con grandes músculos, algo que mi esposa siempre me recuerda. No tengo duda que todavía estaría revolviendo chatarra si no hubiera sido por un pequeño resbalón que cambió mi vida. Cuando se produjo, la quiropráctica me llamó con una lesión.

Un caluroso día de 32° centígrados, durante un trabajo, estaba con dos empleados bajando por la escalera una tina de hierro forjado extremadamente pesada. Yo sostenía la tina con ambas manos mientras caminaba hacia atrás, mientras los otros dos la sostenían del otro extremo. Bajé el primer escalón de una larga escalera de varios niveles, pero antes de que mi pie pudiera tocar el segundo escalón, alguien patinó ligeramente. Esa ligera patinada cambió mi vida para siempre.

Perdimos control de la tina y tuve una larga caída hasta el final de la escalera, con la tina sobre mi cuerpo. No hubiera sido tan malo caerme por esa larga, dura y empinada escalera, ¡pero lo hice con una tina que pesaba más de 130 kilogramos encima mío!

Cuando recobré el conocimiento estaba tirado boca abajo. Me dolía todo, y quiero decir ¡Todo! Uno de mis empleados vino rápidamente en mi ayuda y entre los dos empujamos y logramos liberarme de la tina. Cuando el segundo hombre vino a ayudarme, me miró y vomitó. En ese momento comprendí que debía estar mal. Tenía varias heridas sangrantes, laceraciones y traumatismos contundentes en todo el cuerpo. Cuanto intenté levantarme, no pude hacerlo. Me di cuenta de que estaba gravemente herido. Por primera vez en mi vida mi cuerpo me abandonaba y mi filosofía de "golpea más fuerte" había fallado.

No era la primera vez que sufría heridas en el trabajo. Había soportado varias conmociones cerebrales y numerosas lesiones menores, pero nada como esto. Me arrastré hasta mi camión y manejé hasta el hospital.

Mi primera experiencia con los médicos comenzaba bien. Estaba herido y allí estaban ellos para ayudarme. Debo decir que hay muchas personas afectuosas, solidarias y verdaderamente honestas dentro de la profesión médica. El problema es que no tienen la información necesaria para ser verdaderamente eficaces. No quiero ahondar en los numerosos exámenes, especialistas y diagnósticos y pronósticos equivocados por los que tuve que pasar. Pero la conclusión médica final fue que iba a quedar inválido "para siempre" y que lo que me esperaba era una vida de mala salud y sin posibilidades de volver a trabajar.

Liam

Mientras escribo este capítulo, estoy a volando a 40.000 pies de altura rumbo a República Dominicana para cooperar con la promoción de la quiropráctica. Expandir la visión y el alcance de la quiropráctica en todo el mundo es mi pasión. Ayudar a expandir la vida restableciendo el don de la quiropráctica, con otros quiroprácticos apasionados, devotos y dedicados a su profesión y plenamente concentrados en las subluxaciones, es mi visión.

El Dr. D. D. Palmer ha sido reconocido oficialmente como el descubridor de la quiropráctica. Su hijo, el Dr. B. J. Palmer ha sido considerado el desarrollador de la profesión. Uno de mis grandes mentores, el Dr. Sid Williams, ha sido denominado "Defensor de la Quiropráctica". ¿Cuál sería el nombre adecuado para mí? Creo que se me conoce como "el embajador de la quiropráctica en el mundo". Mi visión y el trabajo de mi vida están centrados únicamente en eso.

Viajando a los lugares más remotos de la tierra, he sido testigo de algunos de los resultados más extraordinarios del cuidado quiropráctico. Los pueblos del mundo han estado buscando exactamente lo que brinda la quiropráctica. El cuidado quiropráctico les brinda la oportunidad de vivir la vida a su máximo potencial.

Mi pasión por la quiropráctica comenzó en Freehold, Nueva Jersey, Estados Unidos de América, con la persona más adorable que conozco: mi madre. Mientras fui creciendo, ella siempre estuvo a disposición tanto de mis tres hermanos como de mí. Mirando hacia atrás, creo que debe haber sido una de las personas más cariñosas que conocí en mi vida. Siempre se preocupó porque la familia tuviera amor, alimento y seguridad.

Cuando mamá comenzó a sufrir dolor en ambos hombros, todos nos preocupamos mucho. Cuando el dolor se convirtió en debilitante, la vida se hizo insoportable para ella, así que decidió buscar ayuda. Lo primero que hizo fue acudir al médico de familia, quien la revisó y le prescribió medicamentos. Las drogas no ayudaron demasiado y los síntomas iban empeorando más y más.

Además, los efectos colaterales en el estómago y en el estado de ánimo de mi madre eran muy difíciles de tolerar. Visitó nuevamente al médico en varias oportunidades, obteniendo los mismos resultados desafortunados. Ante la insistencia de un amigo, mi mamá fue a ver a un quiropráctico. ¡Los resultados fueron milagrosos!

En ese momento fue cuando la semilla de la quiropráctica se plantó en mi vida. El cuidado quiropráctico ayudó a la persona más importante de mi vida. Muy pocas personas en este mundo tienen la bendición de tener pasión por su trabajo. En mi experiencia, esa pasión proviene de descubrir el objetivo que uno tiene en la vida y trabajar para lograrlo.

Uno de mis héroes, el Dr. Sid Willams, solía decir "No hay nada más triste que una persona joven sin objetivos" La juventud es el momento en que todos estamos tratando de comprender el sentido de la vida y los cambios que se producen en ella. ¿Quién soy? ¿Por qué estoy aquí? ¿Qué voy a hacer durante el resto de nuestra existencia? Solo unas pocas y afortunadas personas saben desde muy jóvenes exactamente de qué trabajaran durante su vida. Otras luchan por encontrarse a sí mismas y algunas se pasan la vida buscando aquella actividad especial que les dará verdadera satisfacción y las hará realizarse como personas.

Desde muy pequeño, recuerdo orar a Dios pidiéndole que me guiara. Sentía que tenía una relación muy cercana y personal con Él. Recuerdo vivamente aprovechar cada oportunidad para rogarle que fuera mi guía en mi vida personal y en mis planes futuros.

Desde que tengo memoria, siempre sentí que mi vida tenía sentido y que estaba destinado a ayudar a los demás.

Sabía que de alguna manera mi objetivo era servir a los demás de alguna manera. Simplemente no sabía cómo.

En la escuela, muchos de mis compañeros provenían de barrios con casas grandes, autos costosos, las mejores ropas y las mejores zapatillas. ¡Cómo recuerdo las zapatillas! Las zapatillas de moda, las más caras, eran el símbolo de lo genial cuando yo era joven.

Todos los años, salir con mi madre para comprar la ropa escolar era una lección de humildad. Estaré eternamente agradecido a mis padres por obtener el dinero suficiente para comprarnos prendas nuevas para la escuela todos los años, pero en un mundo de bulling y de "gente cool", mi ropa modesta me ubicaba en el último lugar de la lista de "gente cool".

Mi padre pensaba que el corte de cabello era una responsabilidad paterna. Si bien era un excelente padre, no era tan buen barbero y me cortaba demasiado el cabello. Parecía que se deleitaba en acentuar el tamaño de mis orejas con sus viejas tijeras de esquilar.

Cada año, el primer día de clase recuerdo que deseaba esfumarme cuando pasaban lista por primera vez. Los maestros solían pronunciar mal mi nombre y me llamaban Lay Am mientras todos reían. Yo sentía que todas las miradas estaban clavadas en mí y que yo llamaba la atención con mi vestimenta demasiado formal, zapatillas de oferta y un muy personal estilo de corte de cabello. Ahora, a la distancia, me doy cuenta de que el no haber sido igual que los demás es una valiosa experiencia para un quiropráctico.

Lo que me faltaba de "cool" lo ganaba con las calificaciones. Siempre fui un buen alumno. No porque fuera el más inteligente de la clase, sino porque nunca me daba por vencido. Estudiaba una y otra vez hasta que aprendía la lección. Esa persistencia canina fue la que hizo la diferencia en mi vida. A pesar de algunas experiencias difíciles en la escuela, mi autoestima nunca flaqueó. Yo sabía que, fuera lo que fuera, yo podría lograrlo. Tenía esa voz interior diciéndome que no me diera por vencido jamás, porque algún día ayudaría a otras personas de una manera solo imaginable en los sueños.

Fui buen alumno en la escuela elemental y en la media. En el anteúltimo año de la secundaria estuve cerca de ser un estudiante que sacaba puras "A". Sabía que tenía que ir a la universidad, pero nada parecía interesarme demasiado. Como el tiempo pasaba, decidí continuar estudiando la materia en la que mejor me iba, ¡Ciencias de la computación! Decidí asistir a Trenton State College en Nueva jersey para estudiar ciencias de la computación porque era considerada una de las mejores universidades públicas de los Estados Unidos.

Mi padre estaba contento porque al residir en Nueva jersey la matrícula era más económica. Recuerdo que el monto de la factura del primer año eran seis mil dólares. ¡Quedé muy sorprendido al ver que la universidad podía costar tanto dinero! Mi padre dejó muy en claro que esperaba grandes logros de mi parte por sus seis mil dólares.

Empaqué mis cosas y me preparé para vivir solo por primera vez en mi vida. La universidad distaba cuarenta y cinco minutos de casa. Cargué todo lo que necesitaba en mi Chevy Chevette 1981. Mi madre estaba nerviosa con mi mudanza, pero contenta porque la universidad estaba relativamente cerca. Con abrazos y besos de mi madre y apretones de manos de mi padre, salí "volando" a cincuenta millas por hora, ¡La máxima velocidad del Chevette, por la autopista de Nueva Jersey!

Para aquellas personas que no sepan demasiado de automóviles, el Chevy Chevette se encuentra exactamente en el extremo opuesto de la gama del Chevy Corvette. Era de color amarillo mostaza con el piso oxidado y una gran abolladura en la puerta del conductor. La transmisión era de cuatro velocidades estándar, ¡sin reversa! No había nada más humillante que tener que empujarlo hacia atrás en un parking. Digamos que definitivamente *No* era un atractivo para las chicas.

Como sucedía con los otros estudiantes nuevos, no me llevó mucho tiempo abusar de mi recién descubierta libertad. Mis excelentes hábitos de estudio se desvanecieron drásticamente y aprendí cómo divertirme. Como todo lo demás en mi vida, lo hice al máximo. Pronto descubrí que las computadoras no eran lo mío. Me encantaba la gente y me encontraba en una clase con estudiantes cuya mejor amiga ¡era su computadora! No tengo la menor idea de cómo pude lograr que mis calificaciones fueran todas "D" en el primer semestre. Lo único que aprendí fue donde obtener la pizza y la cerveza a mejor precio.

No es necesario decir que mis padres estaban totalmente desilusionados conmigo. Mi padre me lo hizo saber de inmediato cuando volví a casa para el receso de verano y me puso un límite. Tenía un solo semestre para mejorar, de lo contrario su dinero y yo no volveríamos a Trenton State. También me dijo muy claramente que si yo no iba a la universidad tendría que conseguir un empleo. Debo admitir que, en ese momento, ir a trabajar sonaba mucho mejor que volver a la universidad.

Durante las vacaciones de verano busqué todos los empleos posibles para mis habilidades. Fue una rápida y aleccionadora experiencia. No me llevó mucho tiempo darme cuenta de que la universidad era una mejor decisión.

Decidí volver con un nuevo propósito. Lo primero que hice fue ¡abandonar las ciencias de la computación! Necesitaba encontrar algo nuevo rápidamente. Me pregunté a mi mismo qué me gustaría hacer, bueno... además de ir a fiestas, divertirme y salir por ahí con mis nuevos amigos. La mayoría de ellos se especializaba en comunicaciones.

Mis amigos eran divertidos, vibrantes y entusiasmados con lo que hacían. Era el único grupo de personas con los que disfrutaba estar. Me sentía identificado con las personas que gozaban de la vida. Decidí que iba a hacer carrera en radio o televisión y mi nueva especialización me ayudaría a obtener mis objetivos.

La primera asignatura que cursé fue Producción Radial, cuyo profesor era el Dr. David Rogosky. Eso cambió mi vida. Todos lo llamaban "Dr. Dave". Dave era un personaje. Sus tres características eran mover el cuerpo, tener un cigarro en la boca y una taza de café en la mano. Dave siempre fue un profesional, tanto en sus acciones como en su forma de vestir. Los que lo conocimos bien, descubrimos que era una mente brillante a quien le gustaba divertirse.

Dave era un visionario de la comunicación. Nos dijo que en algún momento, la televisión y radio analógicas serían cosa del pasado y que algún día tendríamos televisión digital de alta definición. A fines de la década de 1980, nosotros pensábamos que estaba loco. Parecía demasiado complicado y excesivamente caro. Lamento no haber comprado y hecho un stock de todas las cosas que nos dijo Dave. Al recordar sus predicciones, pienso que era como si pudiera leer el futuro.

El Dr. Dave provenía de una pequeña ciudad petrolera de Pennsylvania. Su padre era policía estatal. Dave había aprendido que la educación le brindaría múltiples oportunidades y una vida más prometedora y plena. Apenas obtuvo el doctorado en comunicación solicitó un empleo en la enseñanza. Como profesor, gozaba de grandes beneficios, un estilo de vida relajado y largas vacaciones estivales. Pasé varios veranos con él conociendo su otra pasión: la navegación.

Un verano rentamos un pesquero de arrastre de cuarenta metros. Dave tenía su licencia de capitán y era una preciosa embarcación. Ese fue uno de los mejores veranos de mi vida. Fuimos de una ciudad a otra a lo largo de la Bahía de Chesapeake disfrutando del océano, fumando cigarros, bebiendo cerveza y pescando.

Entre todas las cosas que me enseñó el Dr. Dave, la más importante fue cómo hablar con autoridad. Una noche se desató una tormenta. La niebla era espesa y la lluvia muy fuerte, parecía que el barco se partiría en dos, mientras olas de tres metros de altura rompían sobre el casco. Yo estaba muy nervioso y le pregunté a Dave si todo estaba bien. Me respondió con calma, casi con humor, que esa era "una pequeña tormenta" y que había atravesado otras mucho peores.

El pasó la noche al timón mientras yo lo ayudaba leyendo cartas de navegación y manejando la bomba de achique. Al día siguiente, le pedí que me contara sobre las otras grandes tormentas por las que había pasado. Rompió a reír y me dijo que, en realidad, había pensado que nos íbamos a morir. ¡Esa había sido la peor tormenta de su vida! Sin embargo, sabía que si me hubiera dicho la verdad yo no hubiera podido ayudarle con tanta calma y tan eficazmente como lo había hecho. Indudablemente supo controlar la situación.

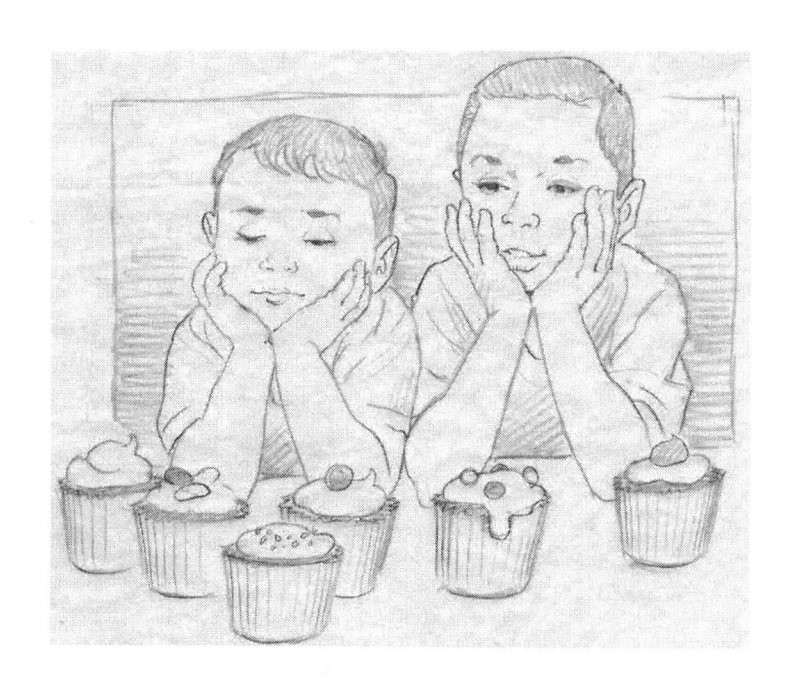

CAPÍTULO 3

Decisiones, Decisiones, Decisiones

Judd

Me encantaría escribir que el siguiente paso fue ver a un quiropráctico, que me ajustara, me pusiera bien y... ¡Caso cerrado! ¡Viva la quiropráctica! Pero la verdad, las cosas no fueron tan sencillas. Fui al quiropráctico, un profesional muy atento y minucioso. Examinó todos mis estudios médicos y hasta me tomó algunas radiografías. Me dijo que mi caso era muy difícil y me pidió que retornara el viernes para informarme acerca de los resultados. ¡Guau! Estaba impresionado pensando que iba a dedicar todo un día ¡estudiando mi caso!

El viernes, llegué cojeando y recibí el informe de las conclusiones. Honestamente, no recuerdo ni una sola palabra de lo que dijo, pero era un informe impresionante lleno de notas subrayadas con tinta roja, objetivos a largo plazo y fotos a color. ¡Parecía fantástico! Estaba ansiosos por comenzar.

Me condujeron a la "sala de tratamiento" y me conectaron a una máquina eléctrica. Después de alrededor de quince minutos me desconectaron y apenas me podía mover. También cojeando fui hasta el escritorio de recepción donde recibí una factura igual a la de cualquier médico. Decir que tenía mis dudas respecto de este nuevo cuidado, sería quedarse corto, pero lo soporté yendo día por medio durante tres semanas. Durante el "tratamiento" me pusieron en diferentes máquinas, siempre con el mismo resultado: un desastre.

Luego tuve una visita de seguimiento con el quiropráctico, quien me recomendó más "tratamientos", pero indicó que no estaba seguro del resultado. Subí a mi camión y me desplomé en el asiento del conductor. Estaba desesperado. No soy una persona religiosa, pero hice lo que quizás fue lo más sensato de todo lo que había hecho hasta ese momento: orar. Lo hice durante bastante tiempo y prometí que, si obtenía ayuda, haría algo útil con mi vida. Solo quería una respuesta y algo de alivio. Comencé a manejar, sintiéndome tonto por tratar de hacer tratos con el universo.

Tenía seis dólares en el bolsillo, asique decidí almorzar. Ordené una salchicha de Bologna en un pan bagel con mayonesa y mostaza, tomate y cebolla. Mientras esperaba, un hombre que estaba mi lado comenzó a hablarme. Observó cómo cojeaba y lo mal que estaba y me dio el nombre de su quiropráctico. ¡Casi me puse a reír! Le dije que acababa de salir del quiropráctico y que había visitado a todos los médicos disponibles. Como este hombre no iba a aceptar un no como respuesta, me dijo. "No te preocupes, ¡mi quiropráctico es diferente"! Si mi salud hubiera sido otra y hubiera estado más fuerte, lo hubiera golpeado, pero ¡estaba desesperado!

Continuó diciendo "mi quiropráctico". Afirmaba con énfasis que "su quiropráctico" me ayudaría. Finalmente acepte que ese tipo me condujera a la práctica de su quiropráctico.

Cuando llegamos, observe que el lugar era simplemente una casa frente a la cual había un cartel que decía "Quiropráctico". También vi que había muchos automóviles aparcados al frente, pero el lugar no se parecía en nada a las prácticas en las que había estado anteriormente. Había un gato estirado al sol cerca de la puerta de entrada. Había juguetes para niños tirados en el césped y una pequeña mesa afuera con algunas personas almorzando. Parecía una reunión o una fiesta familiar.

Cuando llegué a la puerta, dudé, pero después pensé: ¡al diablo, no tengo nada que perder! Entré, completé un formulario muy básico y luego aguardé bastante tiempo en la sala de espera, que, dicho sea de paso, se veía muy usada, decorada con sillas de plástico baratas y una alfombra de color naranja de los años 70. Sinceramente, no inspiraba mucha confianza.

Mientras aguardaba, observé que entraban familias, y cuando hablo de familias me refiero a madres, padres y niños. Comencé a pensar para qué estaba allí. Creía que ese lugar era para espaldas enfermas. No entendía qué hacían esas personas allí.

Finalmente me llamaron y me dijeron que aguardara en la sala tres. Mientras lo hacía observé a mi alrededor, pero no había demasiado para ver. Solo unas pocas y viejas plantas de interior y tres camillas de ajuste quiropráctico. Una apoyada contra la pared; otra de pie (una vieja Hylo) y la tercera era lo que yo conocería más tarde como una camilla "side posture".

No había ninguna alfombra y el piso era de baldosas viejas, como las que se usaban en las escuelas. Había tres lugares, cerca de cada camilla, donde las baldosas estaban más gastadas formando un triángulo. Esos lugares me recordaron las quemaduras del pasto producidas durante el aterrizaje por los motores de los vehículos espaciales en las películas de ciencia ficción.

En medio de las tres camillas había una silla mirando hacia a la puerta y allí me senté. Mi ficha Estaba afuera, en un soporte al lado de la puerta. Oí que la quitaban y la volvían a colocar. Luego la puerta se abrió y entró un viejo que parecía tener por lo menos setenta y cinco años.

"Hola", dijo. "Por favor póngase de pie sobre la placa metálica". Me levanté de la silla y me puse de pie sobre la placa de metal que estaba adjunta a la parte inferior de la camilla de ajuste Hylo.

"Estírese y sujete la camilla, luego inclínese hacia adelante. Después agregó "La camilla bajará, por favor, relájese"

La camilla hizo un ruido y mientras bajaba, el viejo me formuló varias preguntas. ¿Cuánto tiempo hace que tiene dolor? ¿Qué hizo usted? ¿Es estudiante? Cuando la camilla se detuvo, ya había respondido a sus preguntas. Puso las manos en mi columna desde T1 a L5, luego presionó un botón que hizo que la camilla comenzara a subir. Mientras lo hacía me formuló unas preguntas más.

Cuando la camilla estaba arriba, salí de la placa de metal y pisé el suelo. El doctor estaba allí parado listo para el próximo examen. Sus pies estaban sobre una de las áreas de baldosas gastadas. Yo comencé a preguntarle algo, pero él sonrió y levantó la mano diciendo "Aún no, todavía tengo que hacerle algunos chequeos más". Dicho esto, me examinó durante alrededor de tres minutos, incluyendo el paseo arriba y abajo.

"Por favor, recuéstese boca arriba en la camilla", dijo, mientras señalaba la que estaba contra la pared. Esta vez me examinó el cuello. Puso mi cabeza entre las palmas de sus manos y utilizó los dedos para recorrer hacia abajo las vértebras de mi cuello. Entonces pensé, este tipo está loco, yo no tengo ningún problema en el cuello. ¿No leyó la ficha?

Intenté hablar, pero antes de que pudiera emitir palaba me dijo "OK, levántese". Mientras lo hacía, observé que estaba parado en la cabecera de la camilla cogiendo una manija que estaba en la pared. Los pies estaban apoyados sobre la segunda área de baldosas gastadas. (Luego supuse que la manija era para poder levantarse después de haberse inclinado para chequear mi cuello).

"¡Ya casi estamos, hijo! Ahora necesito que te recuestes de costado y mires hacia la puerta."

Esa era la camilla "side posture toggle". Me recosté de costado con la cabeza sobre una pequeña almohadilla y él puso sus pies sobre la última área de baldosas gastadas.

Miré sus rodillas pensando "¿Qué demonios está haciendo? cuando repentinamente, WHAM, ¡movió la vértebra superior de mi cuello! ¿Nadie le ha dicho a este tipo que supuestamente la técnica toggle es suave? ¡Pensé que me había matado!

"Ahora quiero que te pongas de pie lentamente y te recuestes boca arriba en la camilla", dijo, mientras señalaba la que estaba contra la pared. "Vendrán a buscarte en un momento"

Antes de que pudiera emitir sonido, se había ido. Nunca pensé que el viejo se pudiera mover con tanta rapidez. Me levanté lentamente y me recosté boca arriba sobre la camilla indicada. Comencé a reírme de mí mismo pensando que ese había sido un "examen de tres camillas". Sonreí, dándome cuenta de que era la primera vez en mucho tiempo que podía esbozar una sonrisa.

Estuve recostado cinco o seis minutos hasta que entró una mujer joven. Sonrió y me preguntó cómo había sido mi primer ajuste. No pude decir nada, solo le devolví el saludo con una leve sonrisa. Finalmente, ella rompió el hielo.

"Creo que todo está yendo bastante bien. El doctor quiere que vuelva el miércoles para asistir al curso y que agende un turno para el viernes."

Estaba en estado de shock mientras sentía que lo único que podía hacer era la mueca de una sonrisa. Asentí con la cabeza y fui hacia el escritorio de recepción. Apenas le escuché decir que el curso era el miércoles a las 10:00 y el turno el viernes a las 9:45.

Cuando llegué a mi casa me arrastré hasta la cama y dormí durante quince horas sin mover un músculo. Cuando me levanté al día siguiente, ¡supe que algo había cambiado! Definitivamente me sentía mejor, pero más que eso, me sentía diferente. Sin querer exagerar diciendo que todo era "paz y amor" para describir mi estado de ánimo, me di cuenta que por primera vez en mi vida la violencia que tenía dentro de mí había desaparecido.

Para apreciar esto, el lector tendrá que saber que hasta este momento, toda mi vida había estado relacionada con la fuerza y la violencia. Ahora me sentía totalmente enamorado del mundo. Caminaba maravillado con esta nueva sensación.

El miércoles, cuando llegué a la oficina quiropráctica a las 10 de la mañana para asistir a la clase, el doctor estaba viendo pacientes. La asistente me informó que la clase era a ¡las 10 de la noche! Cuando volví a esa hora, la misma asistente continuaba en el mismo lugar. Nos condujo a las siete u ocho personas que estábamos allí hasta una sala ubicada en la parte posterior de la oficina quiropráctica y el doctor entró arrastrando los pies.

El doctor nos explicó qué era la quiropráctica desde la A a la Z. A medida que hablaba, yo me daba cuenta lo apasionado que estaba y cuánto significaba la quiropráctica para él. Parecía tan entusiasmado con el material que mostraba, que sentí que prácticamente no se percataba de nuestra presencia.

Cuando recogió todas sus cosas, miré mi reloj. ¡Eran las 11:15 de la noche! Este hombre estaba allí desde las 9 de la mañana (después supe que todas las tardes dormía 45 minutos de siesta). De todos modos, era una jornada muy larga para cualquier persona, especialmente para un hombre de setenta y cinco años o más. (Más adelante también me enteré de que ejerció su profesión durante más de cuarenta años y que había estudiado con el Dr. B.J. Palmer).

Uno de los muchachos que asistió a la clase conmigo, estaba allí porque había tenido un accidente. Estaba operado de la columna y le habían colocado varios clavos de acero. Había ido a todos lados y probado todo. Como consecuencia de su última cirugía no podía acostarse. Debía dormir sentado en una silla. A pesar de todo, tenía una buena actitud. Inmediatamente dejé de sentir lástima por mí mismo, ya que, si él mantenía un buen estado de ánimo, yo también podía hacerlo.

Durante la siguiente visita, el doctor me explicó todo sobre mi caso. Me dijo que tendría que ir a verlo dos veces por semana durante un tiempo y que su opinión era que el daño de mi columna era permanente. Sin embargo, pensaba que sentiría algún alivio y que podría comenzar a moverme nuevamente. Cuando estaba preparándome para salir, me dijo que pasara por el escritorio de recepción y que allí me dirían lo que debía abonar. Entonces, antes de retirarme, me dijo "Si te lo propones, serán un gran quiropráctico."

En ese momento, no me detuve a reflexionar sobre sus palabras porque estaba demasiado preocupado pensando cuánto me cobrarían. Cuando llegué al escritorio, la asistente me dijo que los honorarios eran $18 por la primera revisión y ajuste y otros $18 por la segunda visita. La clase era sin cargo. La factura total: $36 dólares. ¡No podía creer lo razonable del precio! Después de pagar, comencé a reflexionar acerca de lo que me había dicho el doctor de convertirme en quiropráctico.

Liam

En la universidad, fui asignado a un programa de radio al que denominé "The Screamin' Liam Blues Show" [*"El Show de Blues del Gritón Liam"*]. Transmitiría blues clásicos, sería muy divertido pasar la música que amaba mientras interactuaba con las personas que llamaban por teléfono. Como era un miembro nuevo del departamento de comunicaciones, no pude elegir el horario de mi programa de radio.

En las radios comerciales, muchos matarían por tener un programa a la mañana, pero ¡no es mi caso! Yo funciono bien a la tarde e inclusive a altas horas de la noche. ¡Me encanta dormir de mañana! Por eso, dentro de lo posible los horarios de mis clases eran vespertinos. Desgraciadamente, el único turno disponible para Screamin' Liam Blues Show era de 6 a 9 de la mañana. Me puse la gorra de DJ y comencé a hablar por radio a gente que podría ser feliz y divertirse a las 6 de la mañana. Para mí, era una tortura.

Rápidamente decidí que para hacer este programa de radio debía salir al aire con alguien cuyas fortalezas fueran mis debilidades. Esta combinación es la que sigo buscando hoy en día para mis relaciones comerciales.

Doug Burroughs era un estudiante de Comunicación del Trenton State College. Hacía diez años que estaba cursando un plan de estudios que normalmente duraba cuatro. No porque careciera de inteligencia, ¡todo lo contrario! Doug era legalmente ciego. El cáncer le había comido uno de sus ojos y una de sus piernas. Cuando lo conocí, me horroricé. Era impactante mirarlo. Sin embargo, a medida que el tiempo transcurría e íbamos forjando una profunda amistad, sus defectos pasaban desapercibidos. Cuando me encontraba con él solo veía a Doug y la fantástica persona que era.

Quedamos en ir al programa de radio todos los días a las 5:30 de la mañana. Yo vivía en el mismo pasillo que Doug, asique cuando iba a buscarlo, simplemente caminaba hasta su puerta y golpeaba. Él se apoyaba en mi hombro y yo le servía de sostén mientras este tipo increíble saltaba sobre su única pierna cruzando el campus hasta el subsuelo del centro de estudios donde estaba ubicado el estudio radial.

Doug tenía una risa absolutamente contagiosa y un sentido del humor totalmente simplón. A pesar de todas las adversidades que había sufrido durante la vida, Doug nunca paraba y siempre reía. Por el contrario, a pesar de todas las bendiciones que había recibido, yo siempre estaba tenso tratando de que nuestro show fuera perfecto. Inevitablemente, las cosas salían mal y yo gritaba, como el Gritón de Liam solía hacer. Doug siempre decía algo gracioso para mostrar lo ridículo de mi forma de actuar y todos se reían con nosotros. Doug me enseñó a disfrutar todos los momentos del día y a reír tanto y tan fuerte como fuera posible.

Aunque parezca mentira, nuestro programa radial tuvo muchos seguidores dentro de los reclusos de la prisión del Estado de Trenton. Si bien, nosotros apuntábamos a otro tipo de audiencia, recibíamos muchas cartas con pedidos y sugerencias para nuestro programa. Aunque la mayoría de los presos hacían pedidos, algunos parecían propuestas que no podíamos rechazar. Doug y yo algunas veces discutíamos, porque nos parecía insensato pasar por alto intimidaciones.

Durante mi último año de universidad, comencé a contactarme con otras personas que estaban en el verdadero ámbito de las comunicaciones. Algo me quedó en claro de aquella experiencia: Eso no era lo que yo quería para el resto de mi vida. En el mundo real, los miembros de ese grupo de gente feliz y próspera que conocí se convirtieron en personas muy competitivas, capaces de hacer cualquier cosa por triunfar.

También comencé a preguntarme ¿Cuál quiero que sea el trabajo de mi vida? ¿Un programa de radio o televisión? El solo pensar que pasaría el resto de mi existencia en un mundo artificial no me atraía. Yo quería más. Quería marcar una verdadera diferencia en las vidas de las personas.

Estaba desesperado por encontrar el objetivo de mi vida. Había probado con la computación y había fracasado, y ahora, pensaba, he perdido tres años especializándome en comunicaciones electrónicas. Si hubiera podido ver el futuro, hubiera sabido que, en realidad, no había sido una pérdida de tiempo sino una excelente inversión.

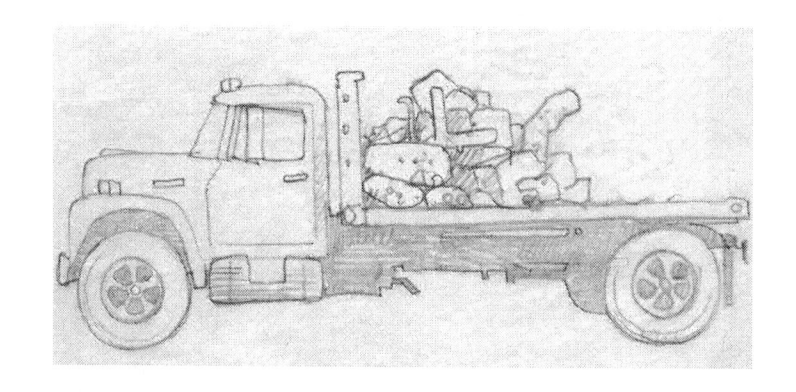

CAPÍTULO 4
Algunos obstáculos en el camino

Judd

Una de las cosas más negativas de convertirse en quiropráctico, es que hay que ir a la universidad, y durante bastante tiempo. Esta fue una de las primeras cosas que descubrí cuando fui a la biblioteca local. La siguiente expresión es algo que ha perdurado en mí. El libro decía que los quiroprácticos eran unas personas musculosas que promulgaban la idea de que la salud óptima estaba íntimamente relacionada con la alineación adecuada de la columna vertebral. A pesar de todo, los quiroprácticos estaban ganando aceptación a lo largo y a lo ancho del país. El libro también decía que las expectativas de ingresos de los quiroprácticos podrían ser de alrededor de US$75.000 por año.

Una de las cosas que atrajo mi atención fue la frase "unas personas musculosas" ¡Eso era! El viejo tenía razón, ¡Yo podía ser un quiropráctico! Lo primero que debía hacer era cursar dos años en la universidad de la comunidad local y aprobar los requisitos para ingresar a la universidad de quiropráctica. Las asignaturas requeridas eran Física I y II; Química I y II; Química Orgánica I y II y finalmente, Anatomía I y II. Bueno, lo positivo de no haber estudiado lo suficiente en la escuela secundaria, era que ¡No tenía la menor idea de que no sabía lo suficiente para aprobar esas asignaturas!

La universidad era una experiencia completamente nueva para mí. Recuerdo que el primer día de clase me senté y observé atentamente cómo los demás estudiantes escribían sin detenerse. Después de clase, una muchacha muy bonita, me preguntó cómo hacía para recordar toda la información sin tomar apuntes. ¿Tomar apuntes? ¿era eso lo que yo debía hacer? No tenía la menor idea. ¡Ni siquiera había llevado un cuaderno o una lapicera!

Lo primero que hice después de clase fue anotarme para recibir clases de apoyo. A la clase siguiente, asistí con un cuaderno y una lapicera, pero aún no tenía la menor idea de lo que debía hacer. Por suerte, después de la segunda clase pude asistir a mi clase de apoyo. El tutor era la misma profesora que dictaba esa asignatura. Me dijo que nunca había recibido un pedido de clase de apoyo el primer día de clase. Le expliqué quién era, lo que quería, le hablé de la quiropráctica y de mi situación.

Mientras me escuchaba, ¡sus ojos se abrían cada vez más! Finalmente, dijo: "Espera un momento. ¿Tú esperas aprobar Física en la universidad y jamás has cursado Matemática en la escuela secundaria?

A lo que respondí: "¿Qué tiene que ver Matemática con Física?

Estaba tan conmocionada que se quedó helada por un instante. Cuando pudo recuperar la compostura, levantó la mano y me dijo que esperara un minuto. Dejó el salón y volvió rápidamente con una prueba práctica, similar a uno de esos exámenes titulados "Estás listo para la Física". Puso la prueba sobre la mesa y me dijo que volvería en treinta minutos. Me informó que debía de completar la hoja de ambos lados.

Miré el examen, sin tener la menor idea de cómo hacerlo. Miré durante tanto tiempo a la primera ecuación, que aún hoy la recuerdo: $Y=MX+B$. A la media hora la profesora estaba de regreso y, por supuesto, la prueba estaba exactamente igual que cuando me la había entregado: totalmente en blanco. Ni siquiera había podido comenzar a resolverla.

Lenta y cuidadosamente, me explicó que, si deseaba aprobar su asignatura, debía tomar algunas clases de Matemática elemental. Ya era demasiado tarde para que pudiera inscribirme en la clase de Matemática elemental y como mi intención era aprovechar el semestre, me quedé en la clase de física y la reprobé. Asistí a todas las clases y rendí todos los exámenes. Mi calificación más baja fue diez y la más alta fue cincuenta. Esa fue mi calificación del examen final. ¡Mitad correcto! Yo pensaba que lo había hecho ¡Bastante bien!

Agoté a esa pobre profesora asistiendo a todas las clases de apoyo posibles. Para poder aprobar los dos años de requisitos previos necesarios para ingresar en la universidad de quiropráctica, asistí a la Universidad de Suffolk, a la de Nassau, a la del Condado de Orange y a algunas clases en SUNY New Paltz. Ya era un veterano de las universidades de Nueva York. Mi requisito previo final era Física Orgánica, que decidí cursarla en Atlanta, Georgia, en la universidad que yo había elegido para estudiar la carrera de quiropráctica.

Hay tres lecciones importantes que aprendí acerca de la universidad. Primera: es mejor aprovechar la escuela secundaria aprendiendo lo básico, ya que es lo más conveniente en cuanto a tiempo y costo. Segunda: las clases de apoyo sirven en dos sentidos: los temas se estudian dos veces y, a veces, el profesor está tan cansado de verte, que te aprobará ¡Para no verte más! Tercera: cuando una pipeta se queda pegada a tu mano el primer día de clase de laboratorio de química, la gente te recordará durante un tiempo.

Liam

Como estudiante del último año de comunicación y sin ningún interés en dedicarme a ello después de mi graduación, ese verano volví a mi hogar de Freehold, Nueva Jersey, con la intención de encontrar una profesión que fuera mi verdadera pasión en la vida.

Una tarde, mi madre me pidió que la acompañara a su ajuste regular de quiropráctica. Desde que yo era pequeño, ella iba semanalmente a su cuidado quiropráctico. Por mi parte, yo no recibía un ajuste desde que estaba en la escuela secundaria. En cuanto ingresé a la sala de espera, volvieron los agradables recuerdos de mis experiencias quiroprácticas de mi niñez.

El personal era amable, la atmósfera agradable y llena de vida y las personas se veían felices. Mi madre me presentó a su quiropráctico de ese momento, quien me dijo que la quiropráctica se trataba de restaurar la vida y que yo, como quiropráctico, podría liberar el potencial de la humanidad con un ajuste quiropráctico. Él estaba tan entusiasmado con su profesión que, aún después de 25 años de actividad, estaba feliz cuando iba a su oficina quiropráctica. Eso era lo que yo estaba buscando, causar un impacto positivo en la vida de las personas. En ese momento, tomé la mejor decisión de mi vida, convertirme en quiropráctico.

Mi primer desafío fue averiguar cómo estudiar quiropráctica. Pronto supe que necesitaba el equivalente a dos años de ciencias básicas para poder ingresar a la universidad de quiropráctica. Después de hacer todas las cuentas, llegué a la conclusión de que asistir a las clases que necesitaba para ingresar, me tomaría dos años, pero únicamente si me autorizaban a duplicar algunas clases y exceder la cantidad de créditos permitidos por semestre. El resultado fue que, durante mi último año, un período que la mayoría de los estudiantes se toman con calma, yo estudiaría muchísimo más que antes.

Las clases tampoco iban a ser sencillas. Comencé con Química, Química Orgánica, Física y Anatomía. Recuerdo haber ido a visitar al Dr. Phillip Dumas, Jefe del Departamento de Química y rogarle que me firmara los papeles necesarios para autorizarme a tomar las clases extra. Como mis calificaciones no tenían el nivel requerido para tomar las horas de crédito extra, su firma era necesaria para evitar la burocracia interna de la universidad.

Utilicé mi recién adquirida pasión por la quiropráctica para describirle vívidamente mi sueño de convertirme en quiropráctico. Afortunadamente, él vio mi compromiso y firmó los papeles. Unos años más tarde, cuando ya me había convertido en un exitoso quiropráctico y conferencista, le envié una nota de agradecimiento en la que le contaba lo bien que me había ido en la vida como resultado de haber sido tan considerado conmigo.

En 1991 me gradué como Licenciado en Comunicaciones Electrónicas en Trenton State College, pero aún debía estudiar un año más para completar los requisitos previos al ingreso a la universidad de quiropráctica. Trabajaba en un banco durante el día y a la noche iba a la universidad. Antes de darme cuenta, había finalizado los estudios y ¡estaba en condiciones de ingresar a la universidad de quiropráctica!

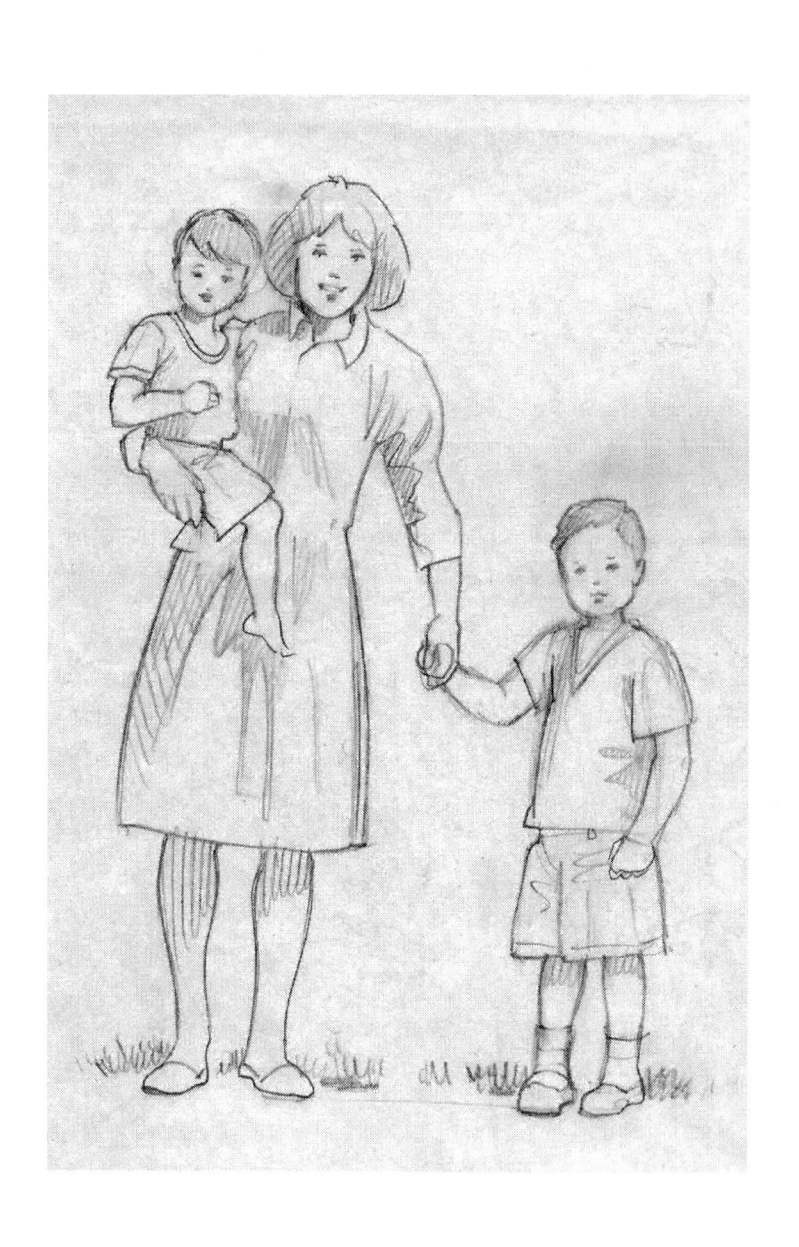

CAPÍTULO 5

Maravillado

Judd

Cuando aún me faltaba completar un requisito previo, Química Orgánica (en la que me habían aplazado miserablemente), supe que había una universidad de quiropráctica en Georgia, en la que había un curso de diez semanas de Química Orgánica. Es decir, cinco semanas de Química Orgánica I y cinco semanas de Química Orgánica II. Por supuesto, me inscribí. Cuando llegué a Georgia para asistir al curso de diez semanas de química, era Julio y ¡hacía calor! Arrendé un apartamento en Barclay Arms, que estaba frente a la universidad.

Mi vida ahora consistía en ir a clase con una lapicera, papel y una grabadora para volver a casa después de la clase y escuchar la grabación mientras escribía cada palabra dicha por el profesor. Luego, volvía a estudiarla. Mi existencia se había convertido en un ciclo de sesiones de estudio nada motivadoras. Por primera vez en mi vida, estaba deprimido.

Dado que estaba tan cerca de lograr mi objetivo, ese debería haber sido el momento más feliz de mi vida. Sin embargo, era todo lo contrario. ¿Cuál era el motivo? El trabajo "real" parecía tan sencillo en comparación con el estudio permanente. Además, estaba engordando por comer demasiada comida sureña y hacer muy poco ejercicio, estaba lejos de mi familia, mis amigos; me sentía demasiado solo.

Odiaba Georgia. Hacía calor, llovía todas las tardes y estaba ocupado estudiando todo el día. Para mí, Georgia fue una tortura. Recuerdo rendir mi examen final, esperar las calificaciones y dejar Georgia. Cuando estaba dejando Atlanta, el aire acondicionado de mi camioneta dejó de funcionar. La temperatura exterior era de 36° centígrados y estaba en un embotellamiento de tránsito. En ese momento me dije en voz alta "Prometo que, no importa lo que haga en la vida, nunca volveré a Georgia". Dios se debe haber reído mucho, porque un año después estaba exactamente en el mismo lugar, volviendo a Atlanta. Me aceptaron en New York Chiropractic College, a pesar de tener pendiente el último requisito previo para ingresar. Faltaban cuatro meses para el inicio oficial del período lectivo. Sentía que, después de todo lo que había hecho, mi graduación estaba garantizada.

Después de la graduación, volví a casa para trabajar en el rancho de mi abuelo, obtener un poco de dinero extra y respirar aire puro. El primer mes en casa fue como estar en el cielo. Estaba feliz de haber vuelto al Estado de Nueva York. Estaba cien por ciento seguro de que la decisión tomada había sido la correcta. New York Chiropractic College se había mudado a la hermosa zona de Seneca Falls y yo no podía esperar más.

Cuando solo faltaban dos meses para que comenzaran las clases, pasó algo que nunca debería haber sucedido. Conocí a la chica de mis sueños y me enamoré profunda y totalmente. Le declaré mi amor a Verónica en la primera cita y nunca más nos separamos. Nuestro matrimonio ha sido pura felicidad.

Olvidaba contar algo. Para casarme con la chica de mis sueños, debía tener la aprobación de sus extremadamente estrictos padres. Su padre, especialmente, era un muy respetado, casi venerado, trabajador del acero. Mi futuro suegro era un tipo duro. Aún hoy en día, cuando las personas se enteran de que me casé con su hija, no lo pueden creer. Era famoso por su ética en el trabajo y su carácter violento. Antes de mi primer ajuste quiropráctico, él era la clase de persona a la que yo hubiera enfrentado cara a cara, no importa si ganaba o perdía. Sin embargo, la versión de mí mismo posterior al ajuste no pensaba lo mismo.

Faltaban dos semanas para que partiera al New York Chiropractic College y todavía no sabía cómo hacer para decirle a mi futuro suegro que nos pensábamos casar y mudarnos en una semana más o menos. Decidí enfrentarlo directamente, para lo cual fui hasta su casa en un momento en que sabía que mi novia estaría ausente. Pensaba que, si las cosas iban mal, ella no tendría que ver cómo su padre me golpeaba, o peor, ver como yo golpeaba a su padre.

Cuando llegué, estaba nervioso. Le pregunté a la madre de mi novia si su esposo estaba en casa. Respondió que estaba atrás trabajando con una excavadora y que le vendría bien algo de ayuda. Cuando llegué a la parte de atrás de la casa, mi suegro estaba debajo de la máquina.

Al verme me pidió que le alcanzara un mazo. Bien, pensé, ¡Él ya sabe lo que quiero! Cuando estaba golpeando algo debajo de la máquina, decidí darle la noticia entre golpe y golpe.

"Perdón, señor, yo sé que usted sabe que he estado saliendo mucho con su hija."

La respuesta fue un gruñido y otro golpe del martillo.

"Quería que supiera que, si está de acuerdo, pensamos casarnos y mudarnos la semana que viene".

Repentinamente, cesaron los gruñidos y golpes. Yo permanecí parado allí en medio de un silencio ensordecedor. Creo que hasta escuché su pensamiento, salió lentamente de debajo de la máquina con el martillo en la mano. ¡Fantástico, pensé, ahora que finalmente había logrado ir a la universidad de quiropraxia, resulta que me van a matar!

Su respuesta llegó lentamente.

"¿Y qué piensan hacer si yo digo que no?"

"Bueno, pensábamos hacerlo de todos modos, pero realmente queríamos su consentimiento"

Bajó lentamente el martillo, lo cual pensé que era un paso correcto. Luego me pidió lo siguiente:

"Si quieres casarte con mi hija, tienes que comprar una casa donde vivir, no alquilar una vivienda".

Pienso que esa fue su manera de poner un obstáculo insalvable.

"Ok, entonces compraré una casa".

Al día siguiente, estaba en Port Byron, Nueva York. Port Byron es una ciudad pequeña. Yo defino una ciudad pequeña por:

Las calles que tiene – tenía una.

Si hay departamento de policía – no lo había.

Si hay un restaurant – no lo había.

La cantidad de negocios – había uno: el negocio de venta de gasolina, lotería, vino y pieles de ciervo de Ed and Jean.

Sólo en una ciudad como Port Byron podía encontrar una vivienda cuyo precio pudiera pagar. La casa costó $29.000 con un terreno de ocho acres y nos podríamos mudar mientras se cerraban las negociaciones. Si,

¡Compramos una casa en un día y nos mudamos durante la semana!

El amor nos hace cometer locuras y la quiropráctica te permite continuar haciéndolas. Quizás estábamos locos o solo éramos demasiado optimistas. Digo esto porque cada vez que escucho que alguien tiene un pequeño obstáculo en el camino hacia la universidad de quiropráctica, pienso en todas las dificultades que tuvimos que vencer, tantas que parecía una carrera de obstáculos en una pista de esquí. Sin embargo, todas esas dificultades se convirtieron en bendiciones. Todos los errores nos condujeron hacia nuevos y fantásticos rumbos. Sin embargo, el siguiente impedimento sería realmente grande.

Todo iba muy bien en nuestro nuevo hogar. Estábamos muy cerca de Seneca Falls, donde estaba la universidad. Había conseguido un trabajo limpiando establos de caballos tres mañanas por semana. Estaba tan ansioso de asistir al primer día de orientación, que llegué con dos horas de anticipación y el auditorio estaba cerrado; por lo tanto, tuve que esperar afuera hasta que llegó el custodio y me permitió ingresar. Me senté en la primera hilera al centro, para no perderme ningún detalle. Lentamente, el auditorio se fue llenando con estudiantes y profesores con cara de dormidos. Finalmente, llegó el Rector y comenzó su discurso.

A medida que hablaba, describía el camino de la Quiropráctica como la necesidad de dirigirse hacia una "más moderna era médica". Sentía que la quiropráctica sería más aceptada únicamente si estuviéramos más limitados en nuestros enfoques. Describía una nueva clase de Quiropráctica que trabajaría mano a mano con la medicina. Continuó diciendo que él, personalmente, rechazaba que mágicamente la quiropráctica pudiera producir cambios en la vida.

Había comenzado mal y continuaba peor. Después de su discurso, salí y escupí en la nieve. No podía creer que una persona relacionada con la quiropráctica pensara que era una especie de milagro. Estaba pasmado pensando que una persona tratara de enseñar que la quiropráctica estaba limitada de alguna manera. Decidí que ese mismo día dejaría New York Chiropractic College y volvería a Georgia.

Estaba muy seguro de mi decisión, pero aún tenía que volver a casa y contárselo a mi esposa. Cuando llegué le expliqué todo. Nunca dijo una palabra, solo me miró y sonrió. Me hubiera ido ese mismo día, pero la universidad no me devolvería el dinero. Por otra parte, ya habían comenzado las clases en la universidad de Quiropráctica en Georgia, por lo tanto, decidí quedarme ese semestre.

Todo eso me abrió los ojos. Había sido una nueva y terrible manera de mirar nuestro hermoso arte de la Quiropráctica. Aún hoy en día, no encuentro palabras para describir lo abominable de lo que estaban enseñando. Un año después, me encontraba exactamente donde había comenzado – en Georgia, un lugar al que había jurado no volver nunca más. Hasta traté de mudarme a los desvencijados apartamentos de Barclay Arms, pero después de verlos, ¡Mi esposa se negó rotundamente!

Por varios motivos, mi año de exilio fue una bendición oculta. Mientras otros estudiantes se quejaban por el estacionamiento u otros temas de la universidad, yo sabía cuán poco importantes eran esos pequeños detalles. Yo pasaría los restantes catorce trimestres en la universidad de quiropráctica sintiéndome bendecido de estar allí cada día.

Durante las primeras semanas en la universidad fuimos conociéndonos con nuestros compañeros, pero aún no había visto a Liam. Una de nuestras primeras clases fue RCP. En nuestra universidad, las calificaciones se publicaban en lo que nosotros denominábamos "el muro de los lamentos". Buscábamos nuestro número y encontrábamos la calificación. Luego, dependiendo de cual era, podíamos saltar de alegría o llorar desesperadamente. Nuestro primer examen de RCP habían sido veinte preguntas a las que debíamos responder verdadero o falso. Una vez publicadas las calificaciones, corrí al muro de los lamentos y busqué mi nota – había contestado correctamente quince preguntas. ¡Estaba feliz!! ¡Había aprobado mi primer examen! Lo consideré una señal de lo que sería mi paso por la universidad de quiropráctica.

Cuando volví a la realidad, vi un muchacho estilizado que se acercaba a la pared. Lo vi deslizar el dedo a lo largo de la cubierta de plástico y entonces vi su cara. Al principio parecía abrumado, después enojado. Se dio vuelta rápidamente y luego se volvió y miró nuevamente la pizarra.

"¡Lo sabía! ¡Lo sabía!" dijo.

"¿Qué pasa?", le pregunté

"¡Respondí una mal!" ¡Sabía la respuesta correcta, pero luego la cambié!"

Me reí

"Nos falta mucho para graduarnos. Si no te relajas, te morirás de una úlcera".

Ahora fue él quien rio y se presentó. En ese momento comenzó una larga amistad.

El deseo de perfección es lo que ha motivado a Liam desde que lo conozco. El afán de dominar la situación cueste lo que cueste lo ha convertido en el más grande quiropráctico de nuestra generación. Ingresar a la universidad de quiropráctica fue como entrar a un mundo nuevo. Los otros estudiantes fueron las personas más cariñosas y amables que conocí. El sentimiento era tan contagioso que uno no podía evitar enamorarse de la quiropráctica.

La universidad estaba organizada de tal manera que uno inmediatamente se sentía imbuido en la quiropráctica. Nos dieron una apreciación y una visión profundas de nuestra historia y filosofía. Nos mostraron el profundo compromiso hacia el valor de la vida. Nos enseñaron los valores fundamentales de cualquier profesión. Gracias a ellos estamos convencidos de que nuestra misión es ayudar a los demás.

El lema de la universidad era "dar con el fin de dar, amar con el fin de amar y servir con el fin de servir". El Dr. B.J. Palmer enseñaba" Una vez que tengan el concepto, lo demás vendrá por añadidura. El fundador de la universidad, Dr. Sid Williams decía" Tengan el concepto y sirvan a los demás". La quiropráctica era una filosofía, una ciencia y un arte que si se aplicaba correctamente podría cambiar a la humanidad.

Nos enseñaron que un sólo ajuste quiropráctico podría ayudar a otro ser humano a vivir una vida feliz y productiva. La quiropráctica pone luz en la oscuridad, ayudando a una persona a volver a vivir normalmente. Nos enseñaban que el ajuste de una subluxación vertebral era lo más importante que podíamos hacer por nuestros padres, hijos, amigos, vecinos y clientes.

Así mismo, nos hablaban de los nocivos efectos del abuso de drogas en la sociedad. Nos advertían de las verdaderas metas de los laboratorios de productos medicinales que, motivados por la ambición y los beneficios corporativos, gradualmente conducen a cada hombre mujer y niño al uso de drogas durante toda la vida, desde la cuna hasta el final de sus días.

Comenzando con las vacunas al nacer, continuando con píldoras para modificar el comportamiento durante la adolescencia y otras para la presión arterial, el colesterol y más drogas para modificar el comportamiento a la mediana edad. Finalmente, los grandes laboratorios farmacéuticos nos llenan de drogas durante nuestros años dorados. Un desborde de medicinas, inyecciones y operaciones se introducen por la fuerza en la sociedad a través de campañas de salud (ventas) patrocinadas por los gobiernos y medios de comunicación. Es posible que algunas personas que lean esto nos consideren sectarios y reaccionarios, pero la nuestra es una verdadera guerra en favor de la humanidad. ¡Imaginemos el mundo libre de drogas y viviendo la vida en su máximo potencial!

La quiropráctica está desempeñando un papel muy importante en esta evolución y transformación del cuidado de la salud. Generalmente, cuando hablo del tema del cuidado quiropráctico de por vida, debo enfrentarme con personas confundidas, incrédulas o francamente hostiles. No deja de asombrarme el hecho de que se vea como algo natural la ingesta e inyección de drogas desde la cuna hasta la vejez, pero que haya una resistencia a un ajuste de la columna vertebral. La quiropráctica es el descubrimiento más importante para la salud desde 1895.

Nuestra universidad tenía un excelente sistema de centros de técnicas para que sus alumnos pudieran aprender el arte de la quiropráctica de manera eficiente en un entorno de cariño y sin estrés. Dichos centros formaban parte de la experiencia universitaria. Podíamos aprender todo lo que quisiéramos sobre técnicas de quiropráctica específicas. Los centros estaban organizados por la universidad y dirigidos por estudiantes de los años superiores con un profesor a la cabeza. Hay tantas técnicas importantes que sería necesaria toda una vida para especializarse en todas. Los estudiantes tenían la posibilidad de aprender, practicar y experimentar con las ideas, valores y requisitos físicos de las diferentes técnicas.

Yo fui bendecido porque en el primer trimestre me interesé en la técnica de cervicales altas. En mi caso, las técnicas de cervicales altas y columna completa me habían aliviado mucho, por lo tanto, no tenía ninguna duda de que todas servían. Tuve la suerte de estar en un lugar donde pude profundizar en muchas técnicas durante los catorce trimestres de estudio.

Uno de los complementos más importantes que tuvimos en la universidad fueron las asambleas. El Dr. Sid tenía a su cargo reunir a toda la universidad para hablar sobre la quiropráctica. Su mensaje de servicio fue tan importante como nuestra educación dentro del aula.

Conocí al Dr. Sid fuera de clase, cuando cursaba el primer trimestre. Siempre me sentí un privilegiado por haber sido alumno de la universidad cuando fue su director. También tuve la suerte de mantener varias conversaciones personales con él mientras fui estudiante.

Mi primer encuentro con el Dr. Sid fue el más memorable. Un remanente de mi época de chatarrero era Shadow, mi ovejero alemán. Shadow vigilaba los camiones cuando nuestros trabajos se desarrollaban en los barrios peligrosos y ella nos cuidaba cuando entrábamos en edificios y otros espacios supuestamente abandonados. Era una maestra en el arte de tratar con ladrones, vagabundos y ocupantes ilegales. Mostraba tanta ferocidad, que nadie osaba moverse. En las raras circunstancias en que fue necesario el contacto físico, ella nunca dudó. Me protegió muchas veces. Mientras lo hacía, algunas veces mordió a muchas personas y también recibió algunas heridas. Era perfectamente capaz de cuidarnos y de cuidarse prácticamente en cualquier situación.

Cuando tuve que ir a la universidad de quiropráctica, mantuve un importante debate interior acerca de si debía llevarla conmigo o no. Tenía mis dudas con respecto a su capacidad de adaptación a una existencia apacible en Atlanta. Como siempre, Shadow tomó las cosas entre sus patas. A medida que se acercaba el momento de partir hacia la universidad, ella decidió vivir en mi camioneta. Cuando llegó el día de la mudanza, nada ni nadie pudo hacerla salir, por lo tanto, se convirtió en un perro de departamento que vivía en Atlanta.

Shadow necesitaba mucho ejercicio físico a la vez que contacto personal. Solía llevarla al campus para que hiciera ejercicio y socializara. En esa época, el campus no estaba terminado y muchos de los terrenos eran barrosos. Durante las tormentas de lluvia, el rio interior que corre a lo largo de la cancha de rugby solía inundarla, lo que convertía ese lugar en un caos. Durante una de esas tormentas, fue cuando conocí personalmente al Dr. Sid.

Shadow y yo estábamos corriendo por un campo de rugby realmente barroso. De repente, un largo Cadillac blanco se acercó a nosotros. Una de las ventanillas se bajó hasta un cuarto de su recorrido.

"Hey!, ¿Eres tú uno de mis alumnos?"

Reconocí inmediatamente la voz del Dr. Sid y pensé que estaba en problemas por embarrar la cancha de rugby. Su voz tenía un matiz de descontento y, dadas las circunstancias, yo entendía perfectamente el motivo. Parecía claramente molesto por nuestra presencia en el campo, pero antes que yo pudiera responder, Shadow, oyendo una ligera hostilidad en su voz se abalanzó hacia la ventanilla abierta del Cadillac como un misil.

Se apoyó en el borde de la ventanilla gruñendo, mostrando los dientes, el pelo parado, lista para dar batalla. Puso su enorme pata embarrada en la base de la ventanilla con la cabeza contra el vidrio.

Comencé a moverme hacia el automóvil, "¡Perdón Dr. Sid, ya la saco de allí!"

Antes de que pudiera dar dos pasos, la ventanilla bajó totalmente y salió una mano con un anillo de oro, un reloj elegante, camisa blanca y gemelos dorados.

"Muchacho, ¡es un lindo perro!" dijo el Dr. Sid mientras acariciaba a Shadow en la cabeza, apretando sus dos grandes orejas. Shadow estaba tan sorprendida que dejó de gruñir y comenzó a mover la cola, pero se mantuvo en la puerta. El Dr. Sid sacó ambas manos y la empujó hacia afuera. Cuando llegué al automóvil para disculparme, el Dr. Sid me interrumpió.

"¿Eres uno de mis alumnos?"

"Si, Sr. Judd Nogrady, ¡primer trimestre!"

Con una amplia sonrisa me dijo "Es realmente un lindo perro. Fue un placer haberlos conocido a ambos".

Después de varios viajes al muro de los lamentos, el primer trimestre pronto finalizó, hubo un receso y nos esperaba el segundo trimestre.

Liam

Cuando llegué a la universidad de quiropráctica tenía dos objetivos: Ser el alumno más competente y obtener un trabajo que me permitiera mantenerme mientras asistía a clase. Tuve mucha suerte, porque apenas me instalé en mi departamento, obtuve un puesto en seguridad en Allied

Security Inc. Era una de las empresas más antiguas y respetadas de Atlanta.

A diferencia de lo que había imaginado, la vida de un guardia de seguridad de Allied no era todo glamour, intriga y acción. Por el contrario, la mayoría de mis tareas consistían en estar sentado en una oficina mientras observaba lo que sucedía dentro del edificio después que se hubieran retirado todos los empleados. Y ¿saben qué? Los edificios de oficinas tienen la particularidad de no moverse del lugar donde los colocaron.

Averigüé que los turnos de los guardias eran de doce horas, como máximo, por lo tanto, me convertí en un especialista de ese turno de seguridad. Trabajaba doce horas el sábado y doce el domingo. El "trabajo" en realidad, consistía básicamente en estar sentado en un escritorio con nadie a mi alrededor y en completo silencio, lo que me permitía estudiar, estudiar y estudiar.

Mi objetivo fue utilizar las veinticuatro horas de trabajo del fin de semana como mi tiempo de estudio para profundizar en todo el material que me habían presentado en clase durante la semana. Por supuesto que también estudiaba muchas noches después de clase, pero las veinticuatro horas de los fines de semana me brindaban una ventaja extra.

Los ingresos de ese trabajo me proporcionaban el alivio económico que tanto necesitaba. Mis padres me habían ayudado con mi carrera de grado, lo cual había significado una importante carga financiera para ellos. Por lo tanto, había decidido que la carrera de postgrado la solventaría con mi trabajo. Sabía que era sencillo gastar el dinero de los demás, mientras que las decisiones relativas a gastar el mío implicarían más reflexiones. Estaba determinado a utilizar lo menos posible el dinero de mi préstamo.

Mi primer recuerdo del Dr. Judd fue en el primer cuatrimestre, durante un examen de anatomía vertebral. Para ese examen, teníamos que saber el origen e inserción de los músculos. Eso era algo nuevo para mí y significaba un desafío, por lo tanto, utilicé uno de los turnos de doce horas para memorizar los nombres y grupos de todos los músculos y el otro estudiando el origen, inserción y acción de cada uno de ellos. Sabía todos los músculos al dedillo y tenía pensado ser un as en el primer examen.

Cuando me senté en el pupitre tratando de concentrarme en el examen, no pude evitar mirar de reojo una persona que estaba haciendo movimientos espasmódicos. Comenzó abofeteando el muslo para después abofetear la rodilla. Luego, le pegaba a la rodilla y continuaba golpeando el muslo. Me llevó algunos segundos darme cuenta de lo que pasaba. Ese maniático estaba golpeando el origen e inserciones de todos los músculos y verificando su movimiento. Me distraía tanto que estuve a punto de levantar la mano para pedir al profesor que le dijera que se detuviera, pero entonces me percaté de que ese muchacho era una mezcla de puma y orangután, así que decidí volver a concentrarme en el examen.

Me hice el firme propósito de no volver a sentarme cerca suyo durante ningún otro examen y de evitarlo en cualquier otro momento porque, obviamente, era una bola de músculos. Pronto aprendería que las primeras impresiones no siempre son correctas. Nuestra amistad perduró durante toda la carrera y nos introdujo a una hermosa vida plena de abundancia a través del servicio a la humanidad, con las facultades y los principios de la quiropráctica.

Es muy gracioso recordar ese momento. Me había propuesto evitar al Dr. Judd, pero después del siguiente examen él se me acercó. Acababa de ver el resultado del examen de RCP y yo estaba estresado, enojado y desconforme con mi calificación. Yo quería ser el mejor quiropráctico que caminara sobre la faz de la tierra. Estaba erróneamente convencido de que aquellos que son académicamente excelentes serían los mejores quiroprácticos del mundo. Esta falsa creencia estaba detrás de mi ridículo enojo por haber respondido mal una pregunta en ese examen.

Toda esa frustración estaba aflorando justo en el momento en que el Dr. Judd me vio y decidió que yo necesitaba un golpe de realidad. Nunca olvidaré la manera en que me preguntó qué me pasaba. En realidad, no era una pregunta, sino una declaración de que sabía que estaba exagerando. Mi primera intención fue responderle que se metiera en sus asuntos. Sin embargo, después de sus payasadas en la clase de anatomía de la columna vertebral, me sentía algo intimidado, que es una forma amable de decir que estaba asustado.

Le dije que había respondido mal una pregunta en el examen y que estaba enojado porque la había escrito bien y después la había cambiado. Sonrió. Esa sonrisa me enseñó que, si bien mi hábito de tratar de estudiar todo a la perfección garantizaba buenas notas, no tomarse las cosas tan a pecho también era muy importante.

Poco después de ese encuentro inicial, Judd me propuso estudiar juntos. Había muchos alumnos formando grupos de estudio. Por lo general, comenzaban estudiando y luego se convertían en fiestas de pizza y cerveza. A nosotros eso no nos interesaba. Si alguna vez dejábamos de estudiar era para escaparnos a las montañas del norte de Georgia o vagar por los cañones de Alabama. (No hay nada mejor que dos buenos amigos haciendo trekking que es muy divertido, y lo que es mejor, gratis).

Fue durante nuestras sesiones de estudio que me di cuenta de que Judd y yo nos habíamos convertido en el "Dream Team" del estudio. Yo era buen estudiante por naturaleza y había tenido buenos hábitos de estudio durante toda mi vida. Por el contrario, Judd era lo opuesto. Era el estudiante más comprometido que había visto en mi vida, pero posiblemente uno de los peores a la hora de rendir un examen. Sabía el tema, pero una pregunta de "multiple choice" podía superarlo.

Como sufría de dislexia, le costaba mucho tomar apuntes. Entonces, en lugar de escribir se sentaba y escuchaba. Podía retener una enorme cantidad de material. Además, grababa cada clase y luego escribía cada palabra que salía de la boca del profesor. Juntos, decodificábamos el mensaje del profesor.

Muchas veces, pasábamos incontables horas estudiando determinados aspectos de una materia en especial y luego, los temas del examen no se referían a lo que habíamos estudiado, con lo cual parecíamos tontos e improvisados. Durante esos momentos de frustración, Judd y yo comenzamos a doblar esfuerzos. Decidimos no dejar nada de lado en el camino hacia la excelencia académica.

A medida que pasaba el tiempo, comenzamos a ganarnos la reputación de superdotados. Recibía llamadas telefónicas de mis compañeros solicitándome que les explicara un concepto difícil que algún instructor había explicado.

Debíamos conocer a fondo los conceptos para poder responder la pregunta correctamente.

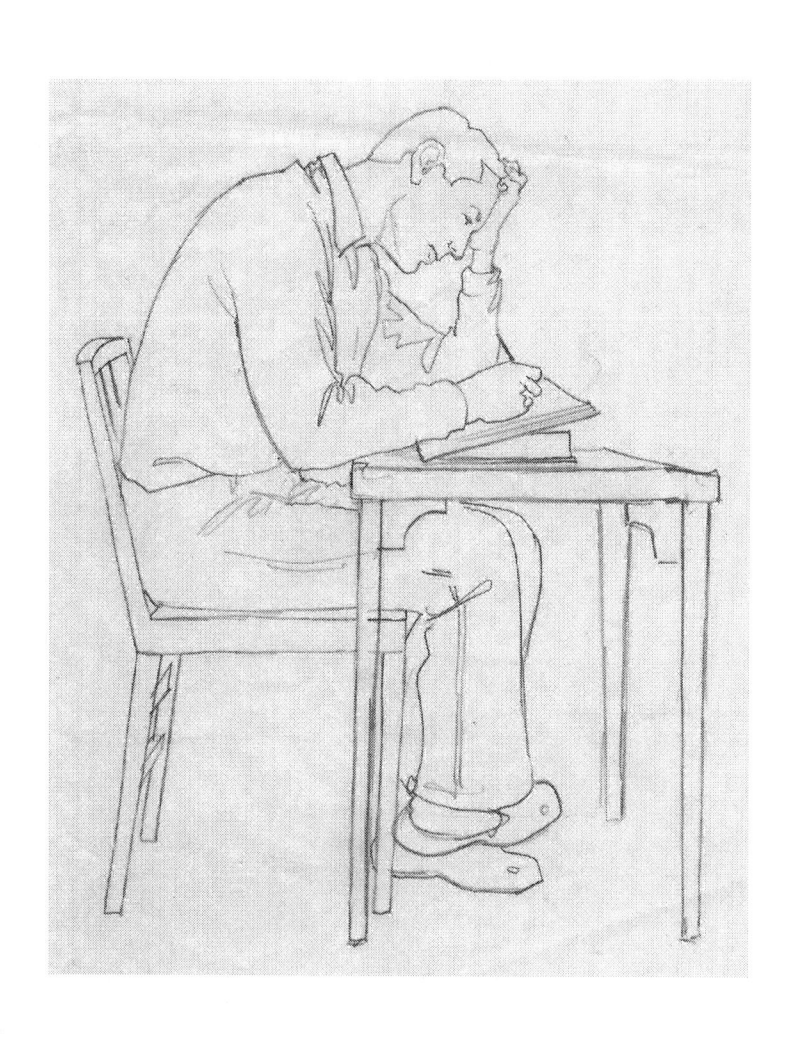

CAPÍTULO 6
¿Cuántas materias más?

Judd

Las asignaturas de la universidad de quiropráctica son más exigentes de lo que la mayoría de la gente piensa. Requieren un nivel de estudio que aún no he dominado. Mi actual ocupación era grabar lo que decía el profesor y luego escuchar con total concentración porque no podía tomar apuntes. Después de clase o a la noche, yo volvía a escuchar la grabación y la transcribía palabra por palabra. Una clase de cincuenta minutos me demandaba dos horas y una clase de dos horas me demandaba cuatro.

Si bien estoy seguro de que mis calificaciones no eran las mejores de la universidad, estoy seguro de que mis apuntes eran inigualables y estoy absolutamente seguro de que nadie sabía la materia mejor que yo. Creo que mi método de estudio daba como resultado un excelente conocimiento a largo plazo. Aún hoy en día, recuerdo largos párrafos de los apuntes que escribí años atrás.

De pura casualidad, el número de Liam en el muro de los lamentos estaba directamente arriba del mío, algo que descubrí en nuestro primer examen de RCP. No podía evitar darme cuenta de que sus calificaciones eran las más altas. Desgraciadamente, las mías no lo eran. Sabía que tenía que hacer algo para que las cosas mejoraran. Amaba la quiropráctica, pero apenas podía aprobar las asignaturas. Sin un título, sería un inútil en el mundo de la quiropráctica. Utilizar más tiempo era imposible. Tenía que encontrar otra manera. Decidí pedirle a Liam que me ayudara.

Siempre fui una persona directa, por lo tanto, después de clase hablé con él. Le proporcionaría los mejores apuntes del mundo si él me enseñaba cómo estudiar de manera más eficiente. Para cerrar el trato, le mostré los apuntes de la última clase: dieciocho páginas, escritas a mano, a un espacio, era la transcripción literal de todas las palabras dichas por el profesor. Liam lo miró y aceptó.

Liam no necesitaba mis apuntes, pero yo quería pensar que cuando los viera pensaría que era un buen trato. Mis apuntes le harían disfrutar más las clases. No importa el motivo, estoy feliz de que aceptara, porque fue un excelente compañero de estudio.

Cuando comenzó el tercer trimestre se podía palpar la tensión en el aire y en los alrededores de nuestra clase. En ese momento nos informaron que en el siguiente trimestre deberíamos rendir la primera parte de los exámenes para la Comisión Nacional. De ahora en adelante, además de nuestra habitual pesada carga de estudios, tendríamos que estudiar para la "Comisión". Entonces, el hecho de dedicar toda nuestra atención a convertirnos en los mejores quiroprácticos del mundo pasó a ser la segunda prioridad. En su lugar, nuestra energía debía redireccionarse para transformarnos en expertos en aprobar los exámenes de la Comisión.

Si bien el hecho de aprobar esos exámenes era solamente un obstáculo más que superar para convertirse en quiropráctico, siempre pensé que era perder el tiempo. Hubiera sido mejor utilizar el tiempo, la energía y el dinero gastado en la Comisión para aprender cosas que podrían ser un verdadero beneficio para los miembros de la práctica. Creo que la mejor manera de explicar esto es dar como ejemplo una de las preguntas de la Comisión. La siguiente, fue la pregunta número 46 del examen de quiropraxia de la Comisión Nacional:

En una planta depuradora, el lago de efluentes se utiliza para:

a. Decantación de aguas servidas

b. Agua potable

c. Únicamente para residuos sólidos

d. Únicamente para residuos líquidos

Creo que la pregunta muestra la importancia y relevancia que los miembros de la Comisión Nacional le dan a la quiropráctica. (Por si quieren saber, la pregunta correcta es la "a"). Podría y me gustaría escribir un libro sobre el sistema de la Comisión Nacional, pero en este momento, es mejor continuar con la quiropráctica. Como comentario aparte, quiero decirles que esa pregunta causó bastante risa entre los muchachos que trabajan en la oficina de Aguas y Alcantarillado de mi ciudad. Ellos llaman al lago de efluentes el "pozo de mierda".

Liam

Una de las mejores ideas de la universidad fue darnos la oportunidad de estar acompañados por un quiropráctico estudiante. Todos los estudiantes recibían ajustes sin cargo. Durante el tiempo que estuve en la universidad, tuve la oportunidad de estar acompañado por dos dedicados, aunque muy diferentes, quiroprácticos estudiantes. El primer doctor estudiante fue Obi Chinakwe, de Nigeria. Era una persona elegante, con una gran mente y una sonrisa contagiosa. Era muy meticuloso con la técnica de ajuste. Después de mi primer ajuste con él, se me dibujó una sonrisa de oreja a oreja. Caminaba a través del campus hacia mi primera clase sintiendo y sabiendo que mi cuerpo estaba funcionando ¡perfectamente! No podía creer que la universidad brindara cuidado quiropráctico sin cargo a todos los alumnos.

El cuidado quiropráctico durante la carrera me ayudó a manejar los estresantes días de estudio universitario. Sin ello no hubiera podido sobrellevar el ritmo frenético de la universidad. Hoy en día, el cuidado regular me ayuda a vivir con excelente energía.

Mi siguiente quiropráctico estudiante fue Todd Harkleroad, de Kentucky. Un dedicado quiropráctico que utilizaba la técnica Gonstead. Tenía un increíble conocimiento de la mecánica de la columna, sus ajustes eran brillantes y su excelencia elevaba la vara de todos los estudiantes. Todd era un personaje. Fumaba muchísimo y siempre olía a cigarrillo. Nunca pude entender ni la mitad de lo que decía por su cerrado acento, pero su sentido del humor y absoluta dedicación a brindar el mejor ajuste posible, lo convertían en un gran quiropráctico estudiante.

Durante mis viajes, aprendí que en algunas partes del sur de los estados Unidos a las personas no les molesta que sus doctores fumen, pero para mí, que venía de Nueva Jersey, era chocante.

Esos dos estudiantes quiroprácticos provenientes de dos partes del mundo totalmente diferentes me inspiraron para que diera lo mejor de mí. Era fascinante pertenecer a una profesión que tiene un amplio espacio para diversas personalidades. También fue maravilloso ser parte de un grupo universal en el cual estamos todos unidos por la misma causa.

Una vez escuché al Dr. Bill Decken, un renombrado profesor de filosofía de la quiropráctica del Sherman College of Chiropractic, describir la enseñanza quiropráctica como naturalmente esquizofrénica. Entrábamos a la universidad de quiropráctica para aprender esa ciencia y rápidamente nos daban una formación médica. Lo que me asombraba de la universidad de quiropráctica es el énfasis que ponían en la enseñanza de la medicina. Cuando estaba en clase pensaba que el esquema de créditos requería esas asignaturas, por lo tanto, debían ser vitales para la práctica de la quiropráctica. Quedé perplejo cuando supe cuán lejos estaba eso de la realidad. Prácticamente el setenta y cinco por ciento de lo que se enseña en las universidades de quiropráctica más "acreditadas" es casi irrelevante para la práctica actual de la quiropráctica. Esta dilución del verdadero mensaje de la quiropráctica es un gran perjuicio tanto para los quiroprácticos como para las personas a quienes ellos brindan cuidado.

¿Se pueden imaginar ir al dentista para que les hagan un examen de próstata, o una revisión vaginal, o les tomen la presión, les hagan análisis de orina, les revisen el corazón y les den el diagnóstico al respecto? Los quiroprácticos que asisten a las universidades acreditadas por el Consejo de Educación Quiropráctica (CCE por sus siglas en inglés), reciben capacitación diaria para hacer esas cosas. He ido al dentista regularmente durante casi treinta años, pero siempre me revisó únicamente los dientes. Aparentemente, el odontólogo sabe que el cuidado dental es vital para la salud, no importa lo que el resto del cuerpo esté haciendo. Ese enfoque no ha cambiado. Quizás ese es el motivo por el cual esa profesión continúa creciendo y floreciendo. Necesitamos enfocarnos en el mensaje de que el cuerpo siempre funciona mejor sin interferencias nerviosas. ¡Punto final!

Me resigné ante el hecho de que, lamentablemente, una gran parte de mi educación estaría dirigida a cosas que no pertenecían a la práctica de la quiropráctica. Nuestra facultad era fantástica porque, si bien nos enseñaban las materias requeridas por la CCE, los directivos nos mostraban el verdadero poder de la quiropráctica. Teníamos un rector, profesores y compañeros que tenían una gran experiencia en servir a los demás. Nos marcaron a fuego nuestra gran responsabilidad tanto por la quiropráctica como hacia las personas. Nos quitaron el velo de los ojos con respecto al sistema médico y nos permitieron ver el verdadero interés de los grandes laboratorios de productos farmacéuticos. Ellos, al igual que nosotros, tenían las manos atadas. Debían jugar el mismo juego de esconder la verdad que la CCE.

Cuanto más aprendía acerca del verdadero poder de la quiropráctica, más disfrutaba la universidad. Para tener el privilegio de liberar vidas a través del poder de la quiropráctica, tenía que perfeccionarme en jugar el juego de la CCE de ocultar la quiropráctica. Judd y yo siempre nos enfocamos en que aprenderíamos lo que la CCE quería, no importaba cuán irrelevante fuera. Estábamos determinados a dominar la información a través de un estudio disciplinado. Sabíamos que ese era un obstáculo desafortunado que teníamos que salvar para recibir nuestros diplomas y vivir el sueño de la quiropráctica.

Judd y yo nos hicimos otra promesa inquebrantable: Si alguno de nosotros se desviaba del camino, el otro le daría una golpiza. ¡Eso me hacía temblar más a mí que a él! También nos prometimos que haríamos todo lo que fuera necesario para convertirnos en exitosos quiroprácticos y así, algún día, podríamos ayudar a cambiar el sistema educativo de la quiropráctica que estaba lleno de corrupción y de decadencia moral. A medida que escribo este libro, estoy feliz de saber que hemos comenzado a andar ese camino.

A medida que avanzábamos en la educación, podíamos rendir los exámenes de la Comisión Nacional. Ahora hay cuatro partes correspondientes a la Comisión Nacional. Son un testamento de lo mucho que se ha alejado de la realidad la CCE en manos de sus propios mecanismos. Uno de los objetivos de este libro es abrir los ojos de los quiroprácticos para que se den cuenta de que nuestra profesión ha sido secuestrada. Mi esperanza es que el gobierno o quizás los medios designen a alguien para investigar la validez y relevancia de la información que está siendo examinada por la Comisión Nacional de Evaluación para la Quiropráctica. Si este proceso se aclarara se podría producir la reforma necesaria de un sistema que es incongruente con la práctica de la quiropráctica moderna.

Lo que la Comisión hace difícil para muchos es el simple hecho de que los temas que forman parte de los exámenes muchas veces no tienen nada que ver con la práctica de la quiropráctica.

Liam

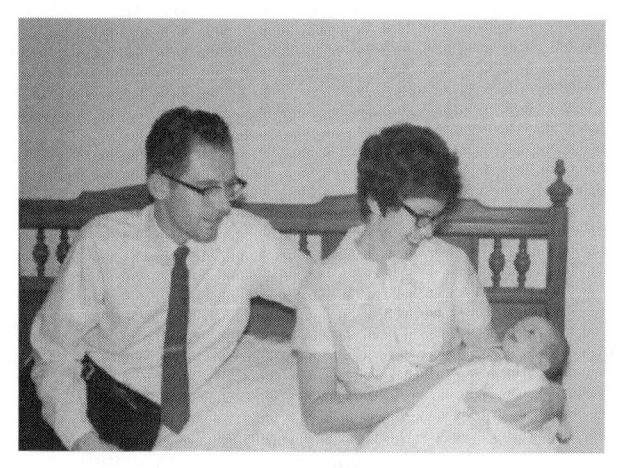

1969 – Llegando a casa en Freehold, Nueva Jersey, EUA, con papá y mamá.

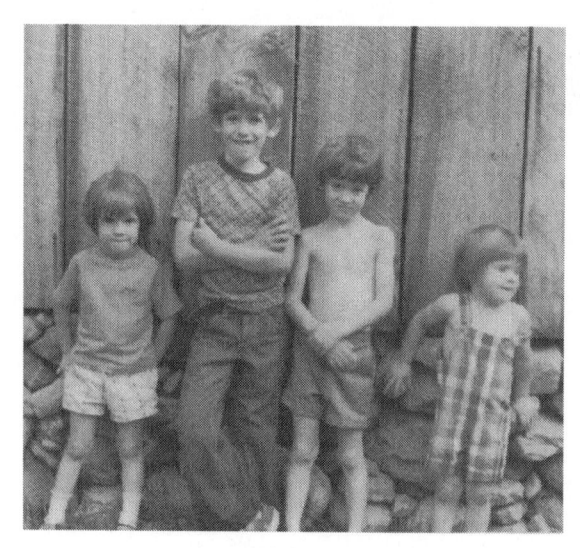

1977 – Los hermanos Schubel en Middletown Springs, Vermont, EUA.

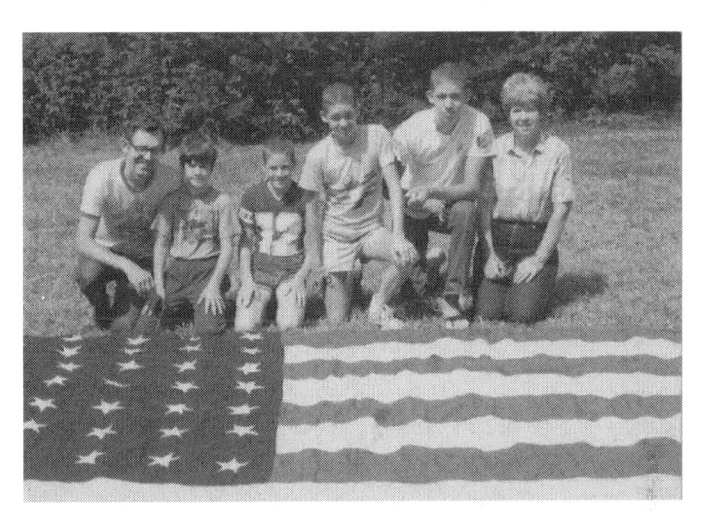

1983 – Cortes de pelo en los que se acentúan las orejas y patriotismo familiar en la casa de verano de los Schubel en Middletown Springs, Vermont, EUA.

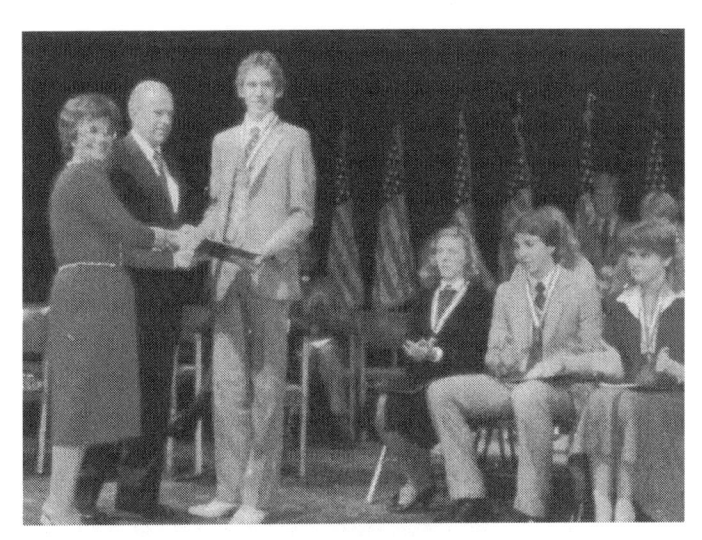

1986 – Recibiendo el Reconocimiento de Bronce del Congreso de manos del Honorable James J. Howard, Congresista de Nueva Jersey.

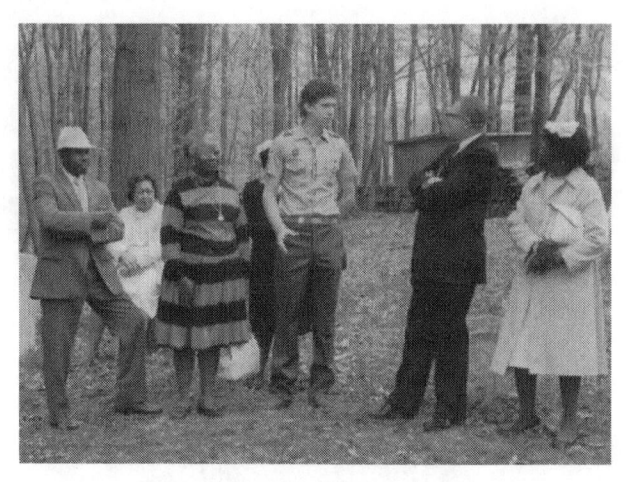

1987 – Proyecto de los Eagle Scouts para la restauración del cementerio de veteranos africanos de la guerra civil, en Freehold, Nueva Jersey.

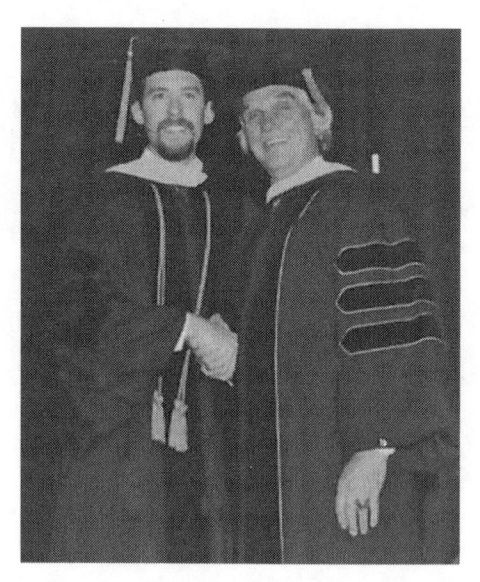

1995 – Mi graduación de la Universidad de Quiropráctica con el Dr. Sid E. Williams, fundador y Rector de Life College.

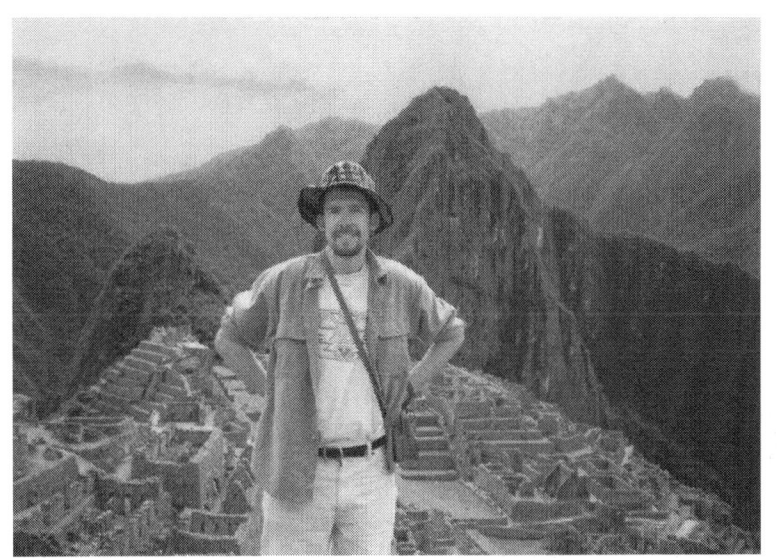

1977 – Machu Picchu, Perú

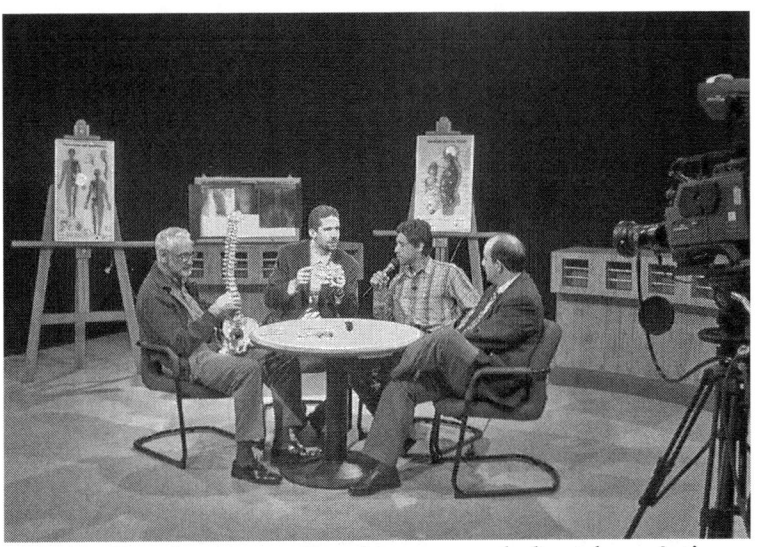

1998 – Dando una explicación acerca de la quiropráctica, en un programa de la televisión peruana, en vivo.

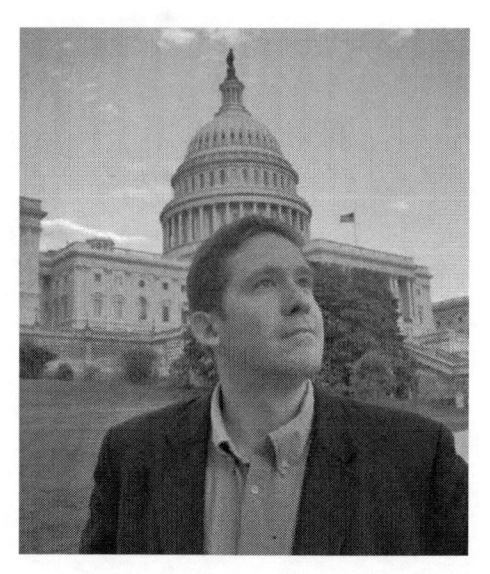

2000 – Participando del proceso político en Washington D.C., EUA.

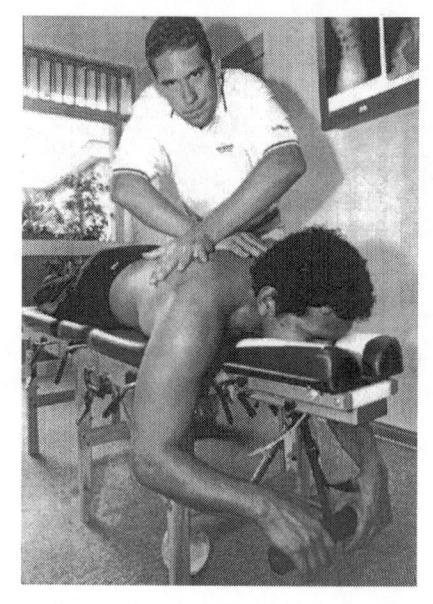

2001 – Ajustando a una de las 1.000 personas que asistían semanalmente a mi primera práctica de Perú.

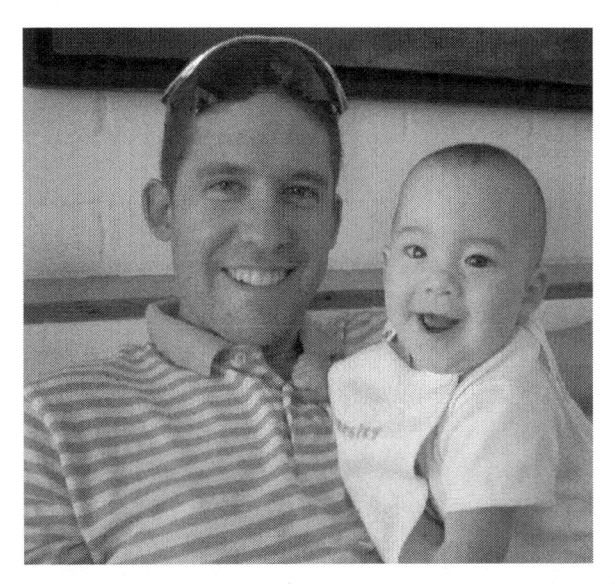

2002 – Mi hija Maryanne y yo en nuestra casa de Pulpos Beach, Perú.

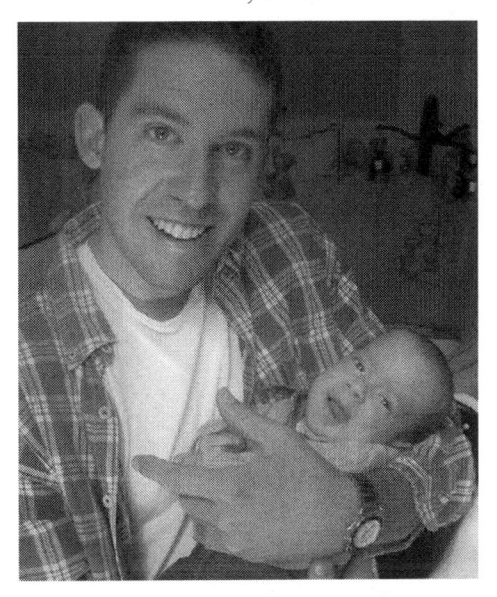

2002 – El orgulloso papá de Liam Schubel Jr., en nuestra casa de Pulpos Beach, Perú.

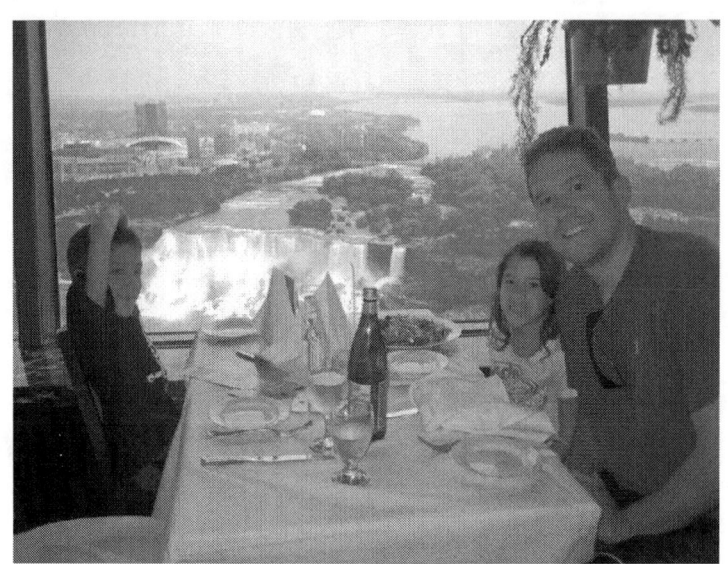

2009 – Cataratas del Niágara, Canadá, con Liam Jr. y Maryanne

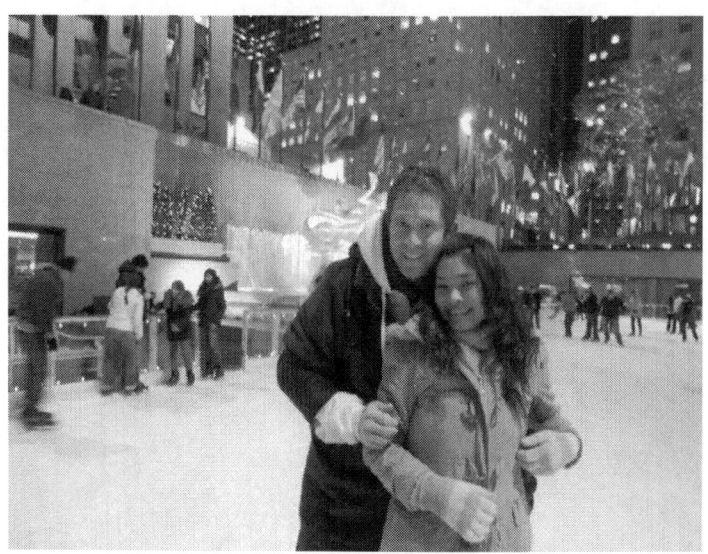

2010 – Mi esposa y yo en el Rockefeller Center, ciudad de Nueva York, EUA.

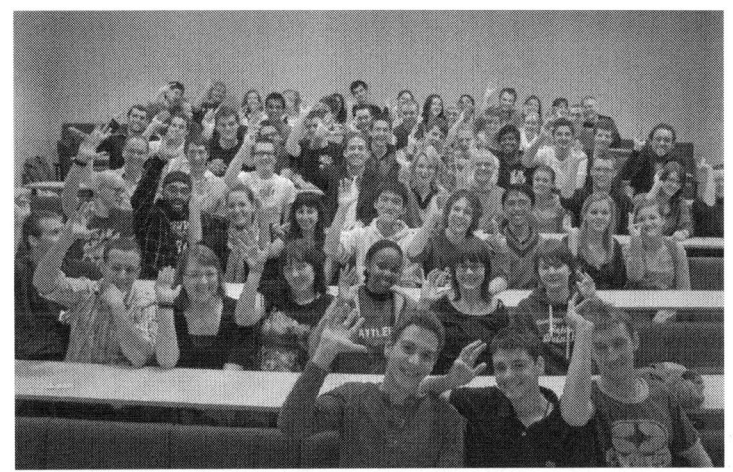

2010 – El Tour Mundial de la Universidad de Quiropráctica – Gales, Reino Unido.

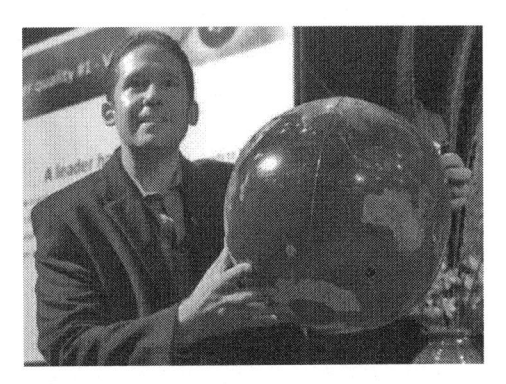

2010 – Disertando en la Universidad de Quiropráctica de Nueva Zelanda.

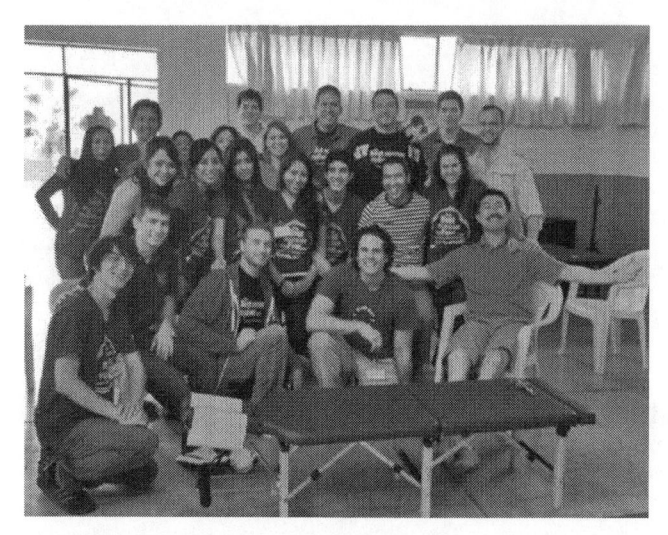

2010 – ¡El mejor viaje de misión de mi vida! Equipo de servidores de todo el mundo, en Lima, Perú.

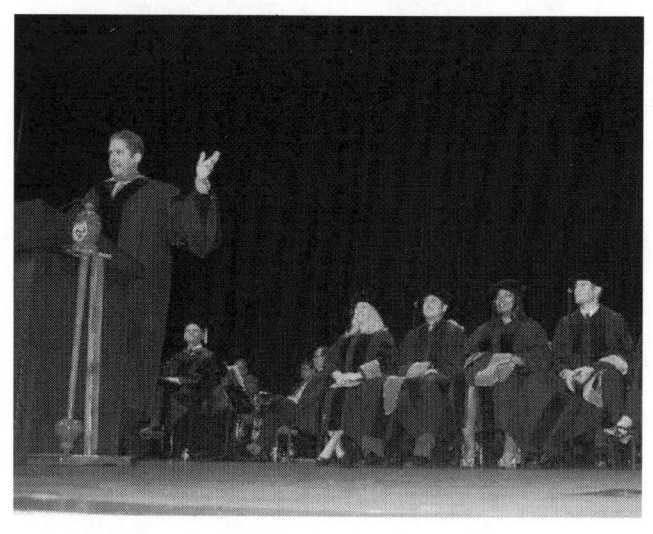

2011 – Discurso de inicio del curso lectivo en el Sherman College of Chiropractic.

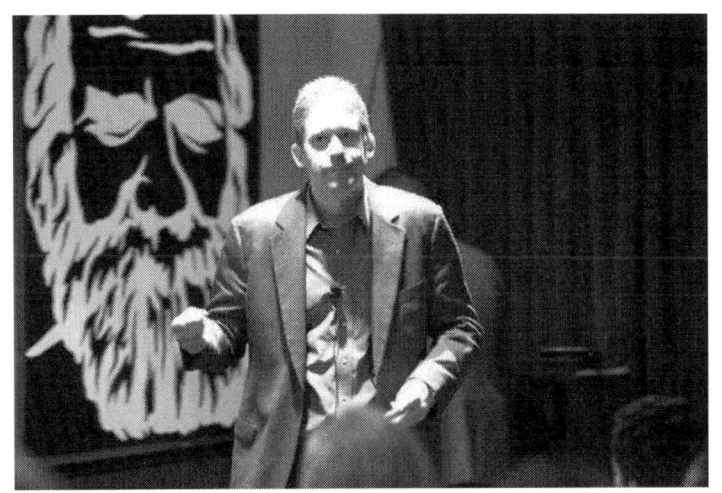

2011 – En la sede de la Dead Chiropractic Society, California, EUA.

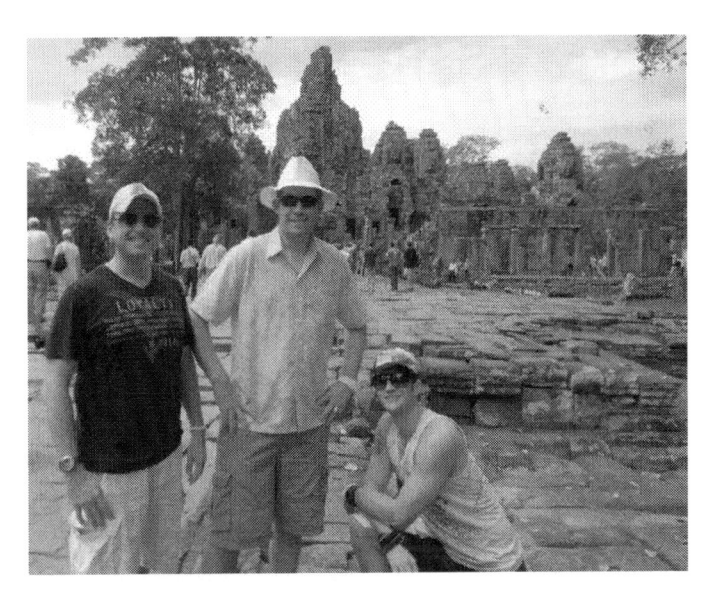

2011 – Dres. Sontheimer, Schubel y Taylor, la triple fuerza de la quiropráctica, en Angor Wat, Camboya.

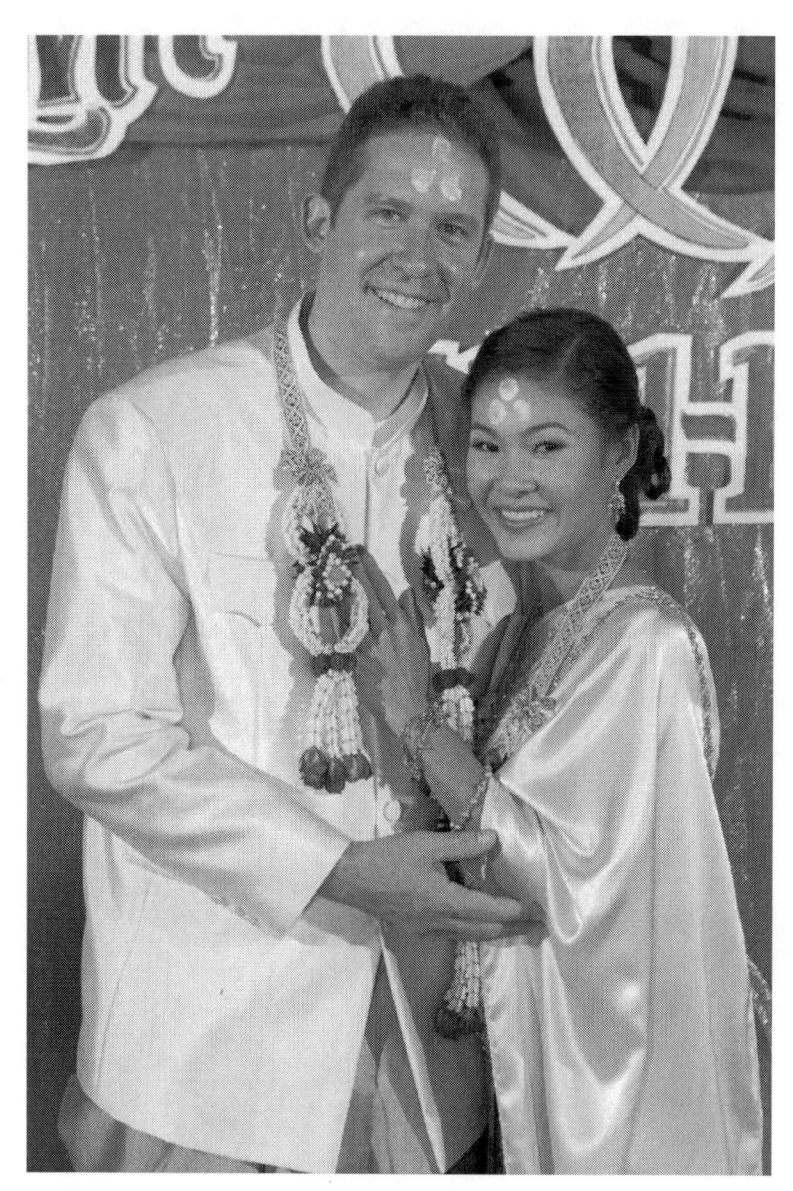

2011 – El Rey y su Reina, Aranyaprathet, Tailandia.

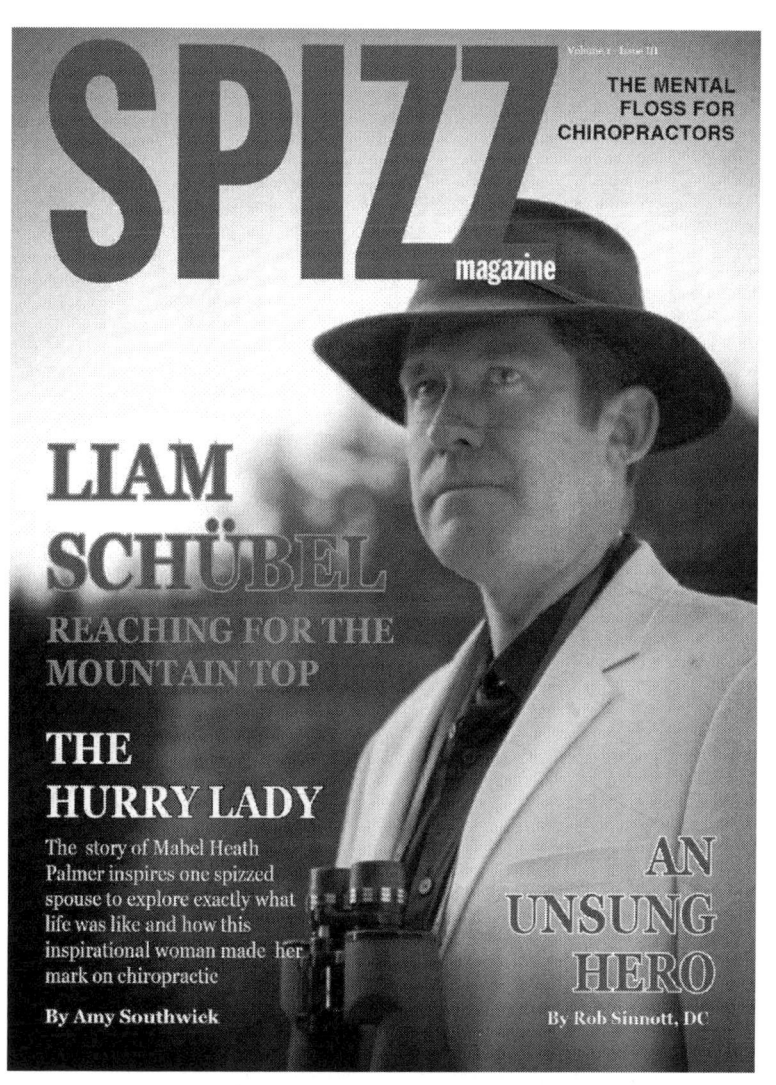

2012 – Tapa de la Revista Spizz, una de las publicaciones más prestigiosas del mundo sobre quiropráctica.

Judd

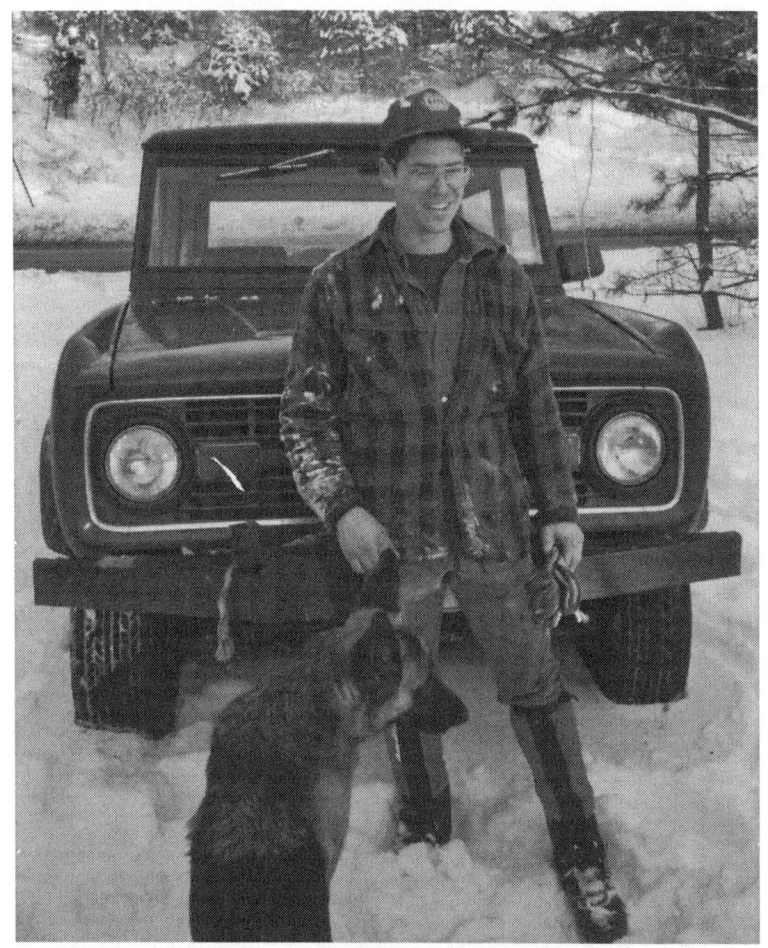

Uno de mis primeros trabajos fue remolcar y recuperar vehículos fuera de la carretera.

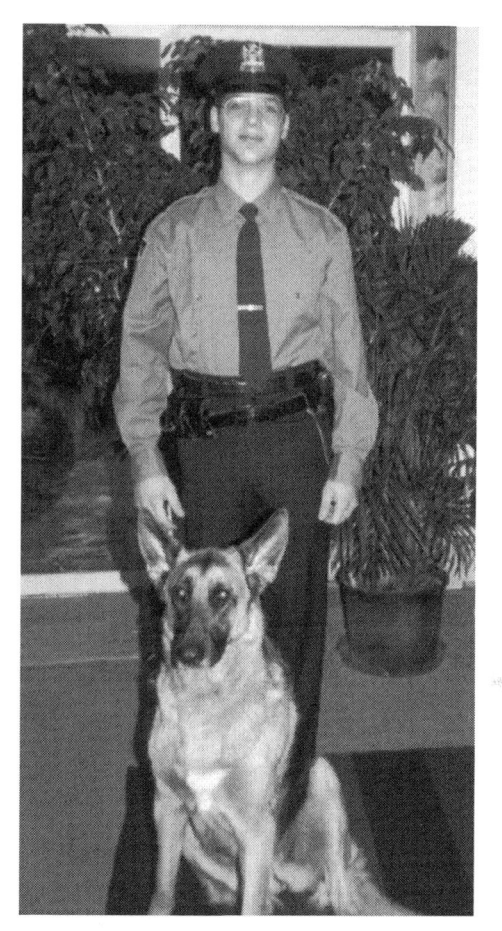

Aquí estoy yo, uno de los mejores policías de la ciudad.

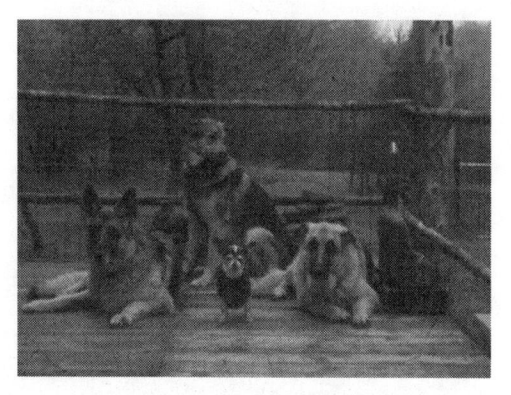

El equipo de la época de chatarrero. "Cuando eres pequeño, es bueno tener grandes amigos"

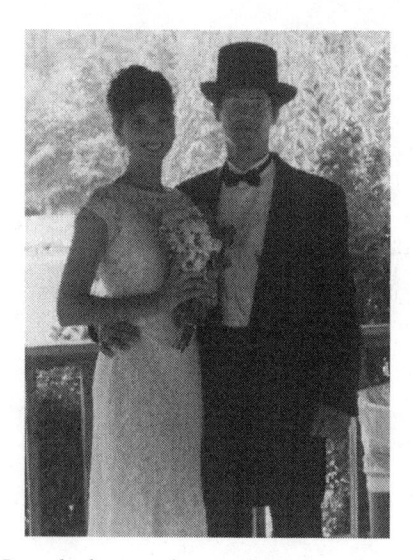

Uno de los mejores días de mi vida

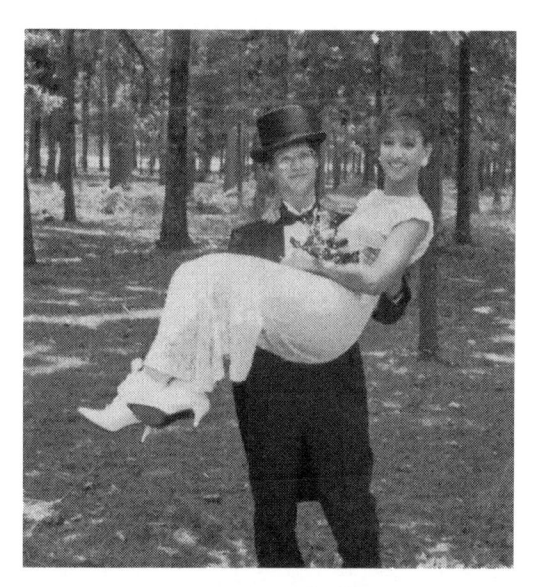

¡Feliz de estar casado y feliz de tener la suficiente salud para cargar a mi preciosa novia!

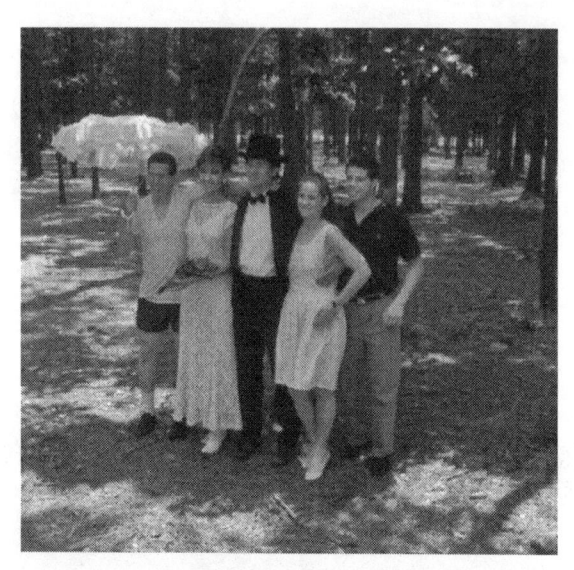

(De izquierda a derecha) mi hermano, el Dr. Alec Nogrady, mi esposa, la Dra. Verónica Nogrady, yo, mi hermana la Dra. Jill Nogrady y mi hermano el Dr. Adam Nogrady.

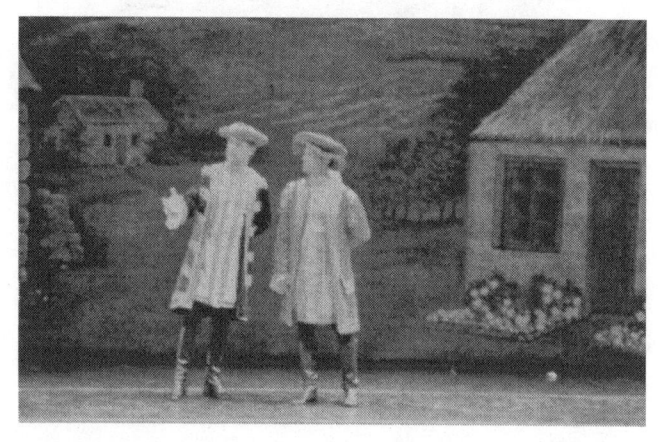

Representando un papel para el Ballet de Georgia. Es increíble lo que un estudiante universitario puede llegar a hacer para recaudar fondos. $50 la noche era ¡Mucho dinero!

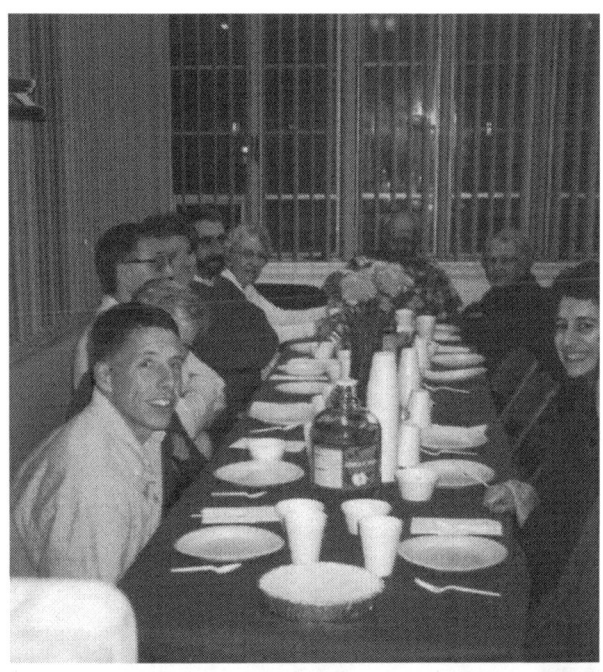

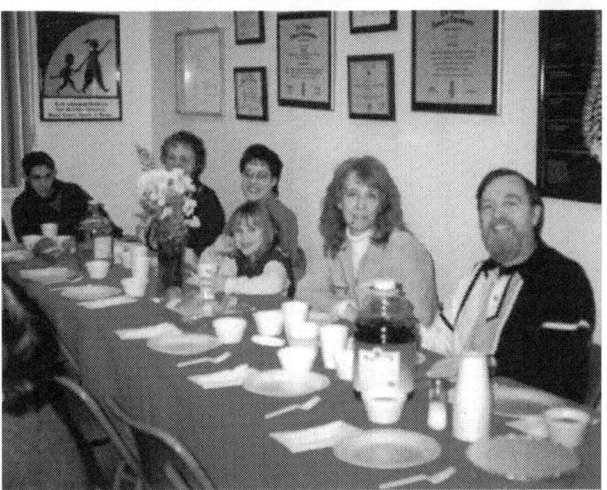

Durante los primeros años de mi profesión invitaba a los miembros de mi práctica a la tradicional cena de Acción de Gracias. Ese año, servimos más de 300 cenas en mi oficina quiropráctica.

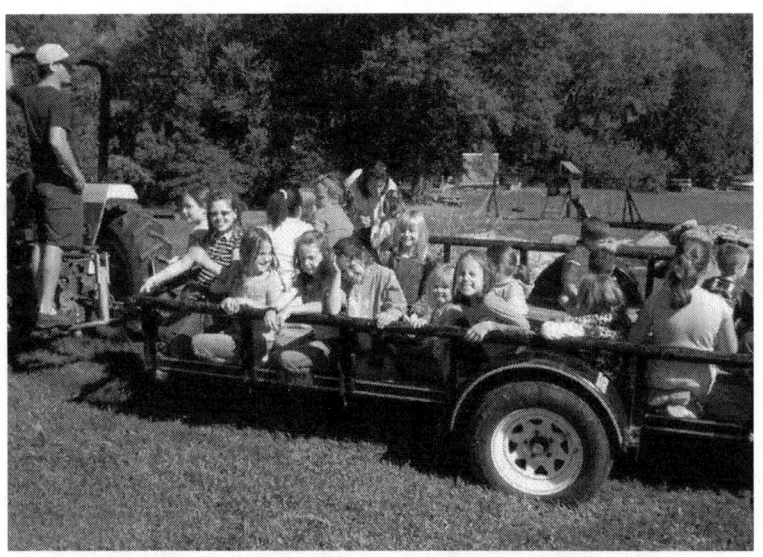

Un paseo con los niños libres de alergia. Lo llamamos así morque muchos de ellos están en proceso de curarse de asma y otros problemas similares.

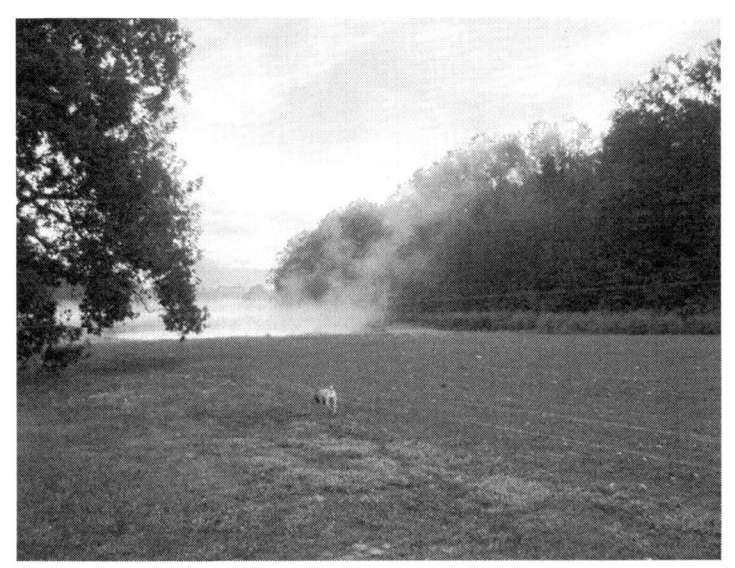

Para un quiropráctico que piensa que iniciar una práctica es un desafío, le propongo que pruebe con la agricultura. Esto se va a convertir en cinco acres de rabanitos.

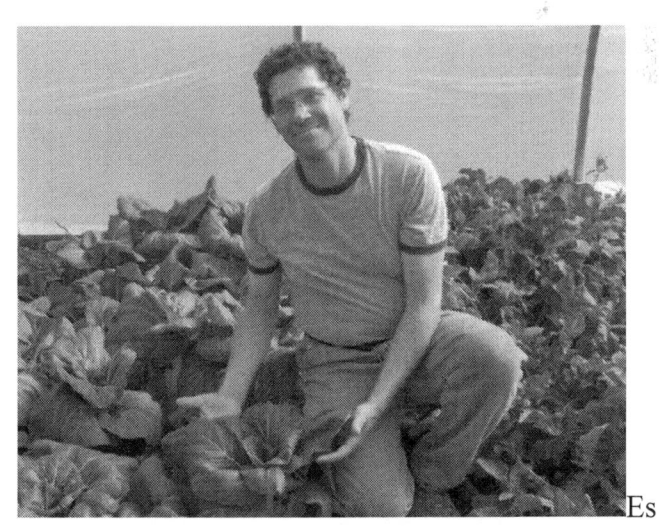

Es fantástico cuando los cultivos realmente crecen. Aquí unos cuantos Bok-Choi.

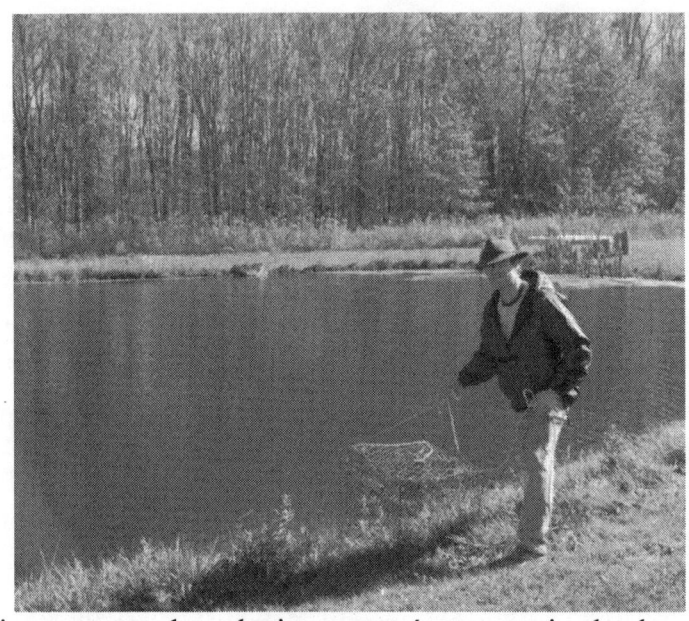

Siempre se vuelve a la tierra – aquí estoy poniendo algunas trampas para peces.

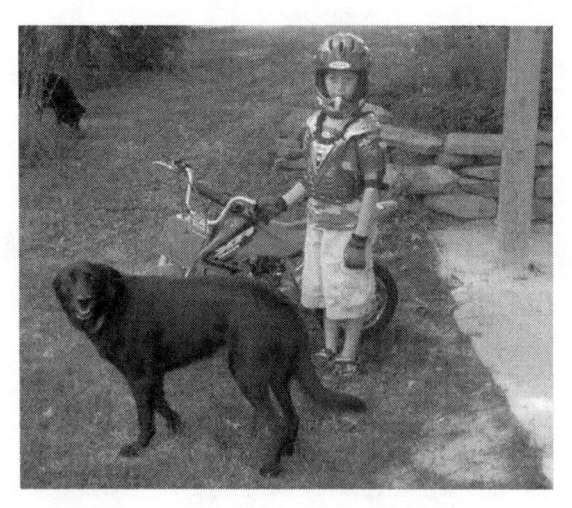

Mi hijo Jacob con su perra Lola, probando el regalo que le hizo su padre cuando cumplió 6 años.

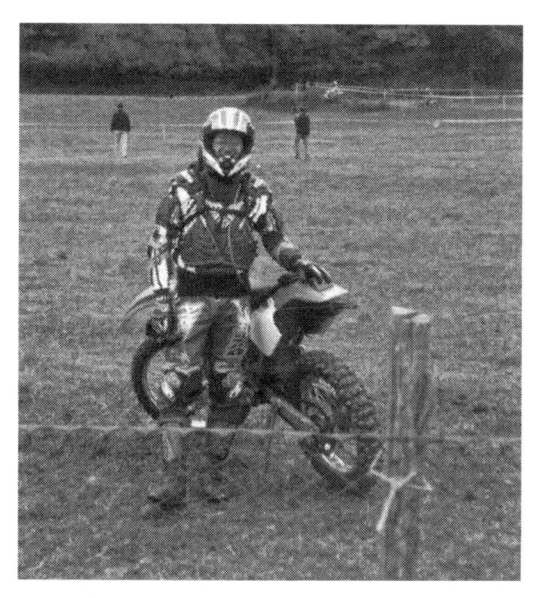

Las carreras de motociclismo son fantásticas – pero yo no se lo recomendaría a ningún quiropráctico.

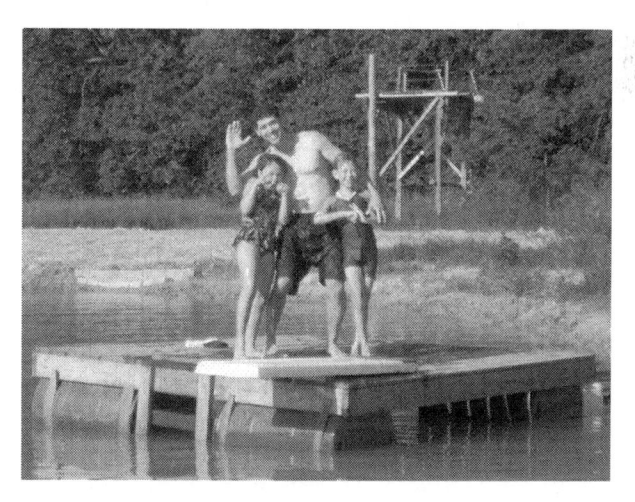

En el estanque con mi hija Montana y mi hijo Jake. Ellos pensaban que nadar aquí era lo mejor hasta que vieron la primera tortuga mordedora.

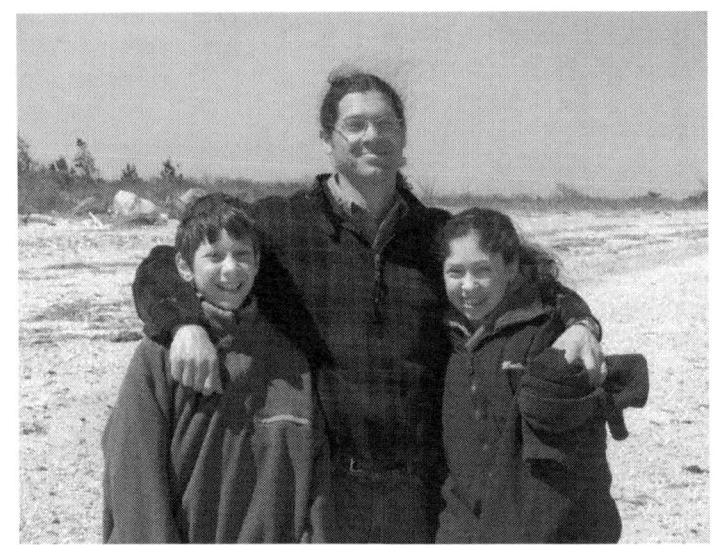

Disfrutar de los hijos cuando es posible - ¡Crecen tan de prisa!

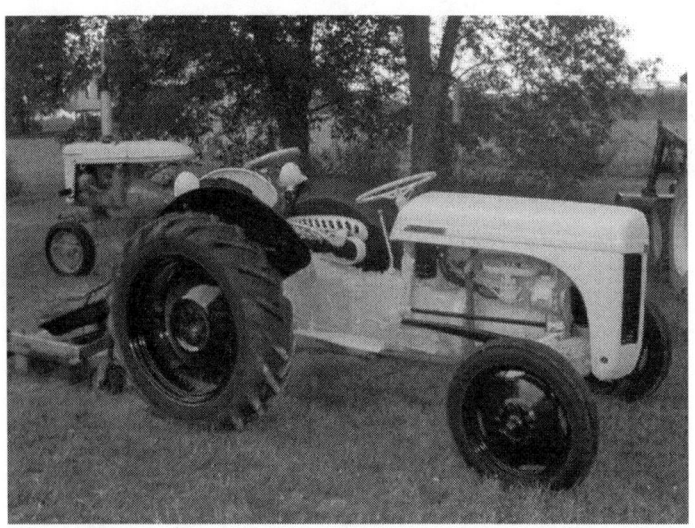

Siempre me gustó reparar máquinas viejas. Estos tractores son antigüedades que aún funcionan muy bien – Un Farmall 1948 y un Ferguson TO 20 1950.

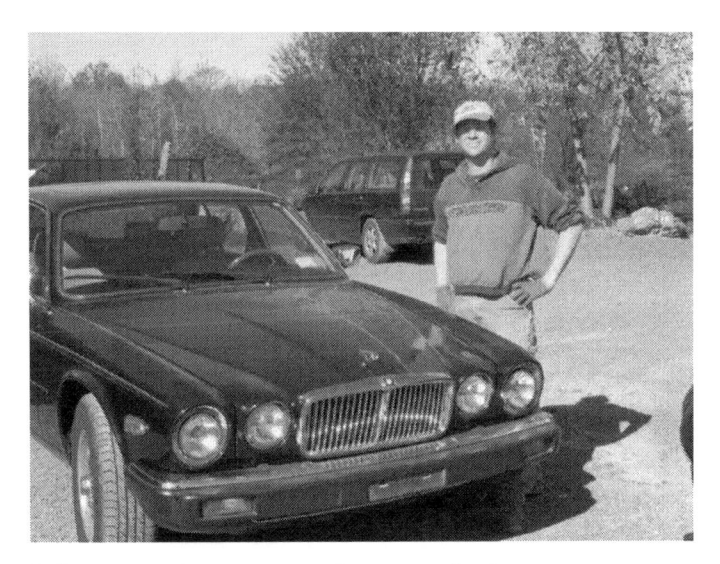

Mi esposa siempre pensó que estaba loco por reparar vehículos antiguos, hasta que para nuestro décimo noveno aniversario de casados le regalé este Jaguar impecable.

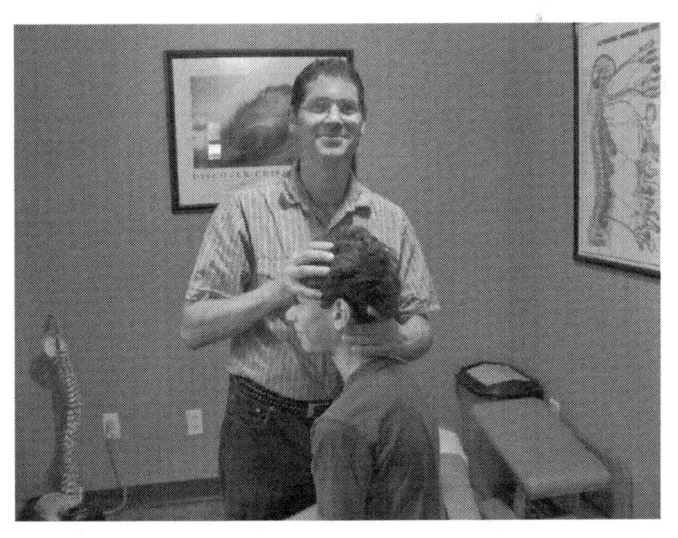

Cuidar bebés y niños es el pilar de mi práctica. Aquí está mi hijo mostrando a un tímido paciente cómo son las cosas.

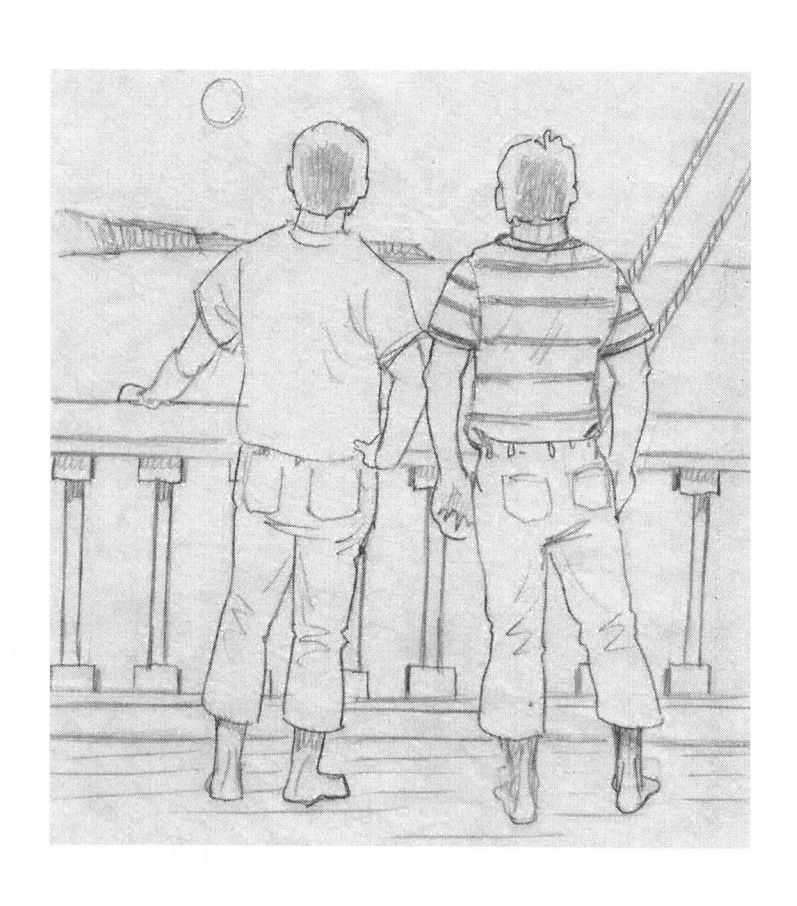

CAPÍTULO 7
Comenzamos a ayudar a la gente

Judd

Liam y yo pasamos seis semanas repasando para los exámenes de la Comisión, después de lo cual nos matriculamos en "Irene". Irene es un instituto que ha sido muchas veces imitado, pero nunca igualado, que prepara a los quiroprácticos para las evaluaciones de la Comisión Nacional. Tanto ellos como otros, dictan clases para los diferentes exámenes. Lo tienen todo tan bien organizado que, en muchos institutos, ofrecen devolver el dinero si se reprueba el examen.

Después de haber pasado dos semanas estudiando los apuntes de Irene, pienso que cualquier persona con un nivel de inteligencia medio puede aprobar las pruebas de la Comisión sin haber estado mucho tiempo en una clase o universidad de quiropráctica. Estoy muy feliz de contarles que mi inteligencia debe estar por lo menos dentro de la media, porque aprobé todo y, por supuesto, no es necesario aclarar que Liam también aprobó.

Una parte de los exámenes de la Comisión significaron una pesada carga sobre mis hombros. Cuando hubieron pasado, respiré con alivio. En ese momento pensaba que si me reprobaban me echarían de la universidad. Sin embargo, después supe que la única consecuencia de no aprobar es que hay que pagar un arancel exorbitante al cartel de la Comisión Nacional, pero los exámenes se pueden volver a rendir tantas veces como sea necesario. Ese es el motivo por el cual el noventa y cinco por ciento de los estudiantes eventualmente los aprueban.

Uno de los requisitos para poder ejercer la profesión en el Estado de Nueva York era cursar la asignatura Terapia Física (TF) y aprobar el examen patrocinado por la Comisión. En esa época, nuestra universidad no permitía cursar TF en el campus porque no estaba relacionada con la quiropráctica. Nosotros pagábamos la Universidad Nacional para que se rebajara y nos diera una versión resumida de TF que nos permitía presentarnos a rendir el examen de TF de la Comisión.

Todo este sistema es una farsa. En lugar de cursar TF durante tres años en la Universidad Nacional, que es famosa por sus modalidades de terapia física, la asignatura se cursa en dos semanas en un auditorio atestado. El resultado final es que tengo un título de TF otorgado por la Universidad Nacional, verificado por la Comisión Nacional. Sin embargo, NUNCA toqué ninguna de las diferentes máquinas utilizadas para la TF ni realicé TF a persona alguna, ni vi cómo se hacía, aunque supuestamente he sido capacitado para ello en la mejor Universidad y estoy certificado por la Comisión nacional para hacerlo.

Después de haber sorteado los obstáculos de la Comisión Nacional, el siguiente paso clave fue clínica. No recuerdo otra época de mi vida más emocionante y gratificante. Era fantástico comenzar a ayudar a las personas con la quiropráctica.

Una de las cosas más gratificantes de la experiencia de clínica en nuestra Universidad es que era una prueba de fuego. En clínica estabas tú, el paciente y la camilla de ajuste. Aprendíamos rápidamente la importancia de tener buenas técnicas de ajuste y el valor de un buen análisis quiropráctico. Ser un ajustador competente estaba en segundo plano, ya que lo más importante era ser un palpador competente. Saber dónde está la subluxación y corregirla ¡Debe ser el sentimiento más maravilloso del mundo! Los colegas deben enfocarse principalmente en cómo, por qué, dónde y cuándo ajustar.

El inicio de la clínica nos abre los ojos. Suponía que todo el mundo de alguna manera sabría lo buena persona que era y vendrían hacia mí en tropel para requerir mis servicios como quiropráctico. Había aceptado plenamente la quiropráctica. Había abrazado la "gran idea" con tanta intensidad que imaginaba que tendría que trabajar los siete días de la semana para cuidar a la gente.

Desgraciadamente, cuando bajé a tierra, mis supuestos clientes, no estaban tan entusiasmados como yo. Supuse que era el ambiente de clínica o el hecho de que aún era un estudiante, pero nada es más triste que un quiropráctico ansioso sin personas a quienes ajustar. Estaba perplejo. Nunca se me había ocurrido que tendría que conseguir personas que vinieran a ajustarse. La idea de tener que explicar qué era la quiropráctica una y otra vez fue un shock tan grande que en un momento pensé en abandonar la profesión. La quiropráctica era tan hermosa que la idea de tener que venderla me parecía horrible.

Pero llegó Liam y me levantó el ánimo. Me dijo que pensaba que la gente aún no conocía la quiropráctica. Su opinión era que nuestra tarea era informar al público, todas las veces que fuera posible, acerca de los enormes beneficios que el cuidado quiropráctico produciría en sus vidas y abrirle los ojos acerca de usar drogas ante cualquier síntoma. El Dr. Liam tomaba su columna vertebral y daba mini conferencias educativas en todos lados donde iba. Como resultado de ello, atrajo a tantas personas a la clínica que fue más allá de sus necesidades y me ayudó con mis requerimientos clínicos.

Si bien la clínica era muy entretenida y una experiencia fantástica, yo ansiaba salir al mundo y abrir mi propia oficina quiropráctica. ¡Soñaba con tener una sala de espera con más de 100 sillas! Una vez finalizados los requisitos clínicos, aún faltaban algunas cosas. Los exámenes de fin de estudios fueron los más fascinantes y desafiantes de mi vida.

Todos los exámenes se filmaban y debíamos enfrentar situaciones reales con otro estudiante que desempeñaba el papel del miembro de la práctica. Después del examen, teníamos la oportunidad de ver nuestra propia actuación. Era muy útil. Las calificaciones se ponían de acuerdo con la manera en que nos colocábamos frente a la camilla, nuestra meticulosidad y análisis quiropráctico. Después, había que explicar en detalle cómo, cuándo y por qué íbamos a ajustar y qué técnica de ajuste íbamos a utilizar. Los exámenes eran estrictos pero justos y mostraban situaciones reales.

Felizmente los aprobé y ¡Estaba listo para graduarme! Había tenido seis meses de entrenamiento en la academia de policía, tres años de preparación para la universidad de quiropráctica, un semestre en la universidad de Nueva York y catorce trimestres en la universidad de quiropráctica de Georgia (casi cuatro años). Había aprobado tres exámenes de la Comisión Nacional, ajustado a 350 personas en la clínica y aprobado los exámenes de ingreso a clínica, los de egreso de clínica y los de fin de carrera.

Sin embargo, aún me faltaban más pruebas hasta que pudiera llevar la quiropráctica al mundo. Tenía que aprobar el examen del Estado de Nueva York. En esa época, cada estado tenía su propia evaluación para obtener la licencia. La del Estado de Nueva York se rendía en la Universidad de quiropráctica de Nueva York. Me producía una extraña sensación terminar exactamente en el mismo lugar donde había comenzado.

Felizmente, el examen de Nueva York era muy parecido al de clínica de nuestra universidad. Iba directo al tema y se rendía en contacto con el miembro de la práctica. Un instructor hacía las preguntas. Durante la prueba, el quiropráctico miembro de la práctica era un futuro quiropráctico como yo. Una vez evaluado, yo sería el miembro de la práctica. De casualidad mi pareja acababa de graduarse de la Universidad de quiropráctica de Nueva York. Primero ella fue el doctor y yo el supuesto paciente. Tenía que representar el papel de una madre que llevaba a su hijo de seis años asmático. Cuando entró en el consultorio, parecía una perfecta profesional. Se veía desenvuelta, refinada y con una apariencia doctoral. Me preguntó cómo estaba y de qué manera podía ayudarme.

A medida que leía la planilla y le relataba el estado de mi hijo y la edad, se iba poniendo colorada. El profesor, un quiropráctico mayor, parecía una buena persona. Se dio cuenta de su ansiedad y, amablemente le preguntó si era necesario que le volviera a leer la tarjeta o le explicara algo más. Ella miraba alrededor de la habitación como si quisiera huir. Su respuesta nos sorprendió tanto que el profesor ¡Me miró buscando una explicación!

A punto de llorar, dijo que no ajustaría a un niño y que le explicaría a la madre que la quiropráctica no se utilizaba en casos de asma. Después dijo que la denunciaría por abuso de menores si no buscaba el cuidado médico apropiado. Luego, la pobre muchacha trató de recomponerse diciendo que, si la madre lo deseaba, podría examinar físicamente al niño, pero únicamente si la madre firmaba primero un consentimiento.

El profesor estaba atónito. Miró alrededor de la habitación, luego me miró. Yo estaba con la boca abierta. Le preguntó por qué pediría a un miembro de la práctica que firmara un consentimiento si en realidad la madre quería cuidado quiropráctico para su hijo. Obviamente, quería que un quiropráctico examinara al niño. Esto la llevó al límite. Mientras las lágrimas rodaban por sus mejillas preguntó: ¿Por qué alguien llevaría un niño a un quiropráctico?

La peor parte de esto es que la muchacha no era una mala persona. Simplemente nunca le habían enseñado a ser una quiropráctica. Me sentí muy mal por ella, pero tenía que enfocarme en aprobar mi propio examen. Ella tuvo un tiempo para recomponerse porque aún tenía que representar conmigo el papel del miembro de la práctica. Tomó la planilla y cuando comenzó a leerla se quedó atónita. La planilla decía que traía a su hija de cinco meses con problemas de lactancia.

El instructor me preguntó si había realizado otros exámenes antes de mi examen quiropráctico. Nunca me sentí tan feliz en mi vida con mi educación. Rápidamente le expliqué cómo palparía a un niño. Le mostré el procedimiento correcto para detectar subluxaciones en un infante conforme a lo definido por el protocolo de la técnica de ajuste que iba a utilizar. Al profesor se le iluminó la cara con una sonrisa. Proceda "doctor" me dijo. En ese momento, supe que había aprobado. Expliqué que palparía con la punta de los dedos utilizando el método toggle en una camilla toggle para niños. De más está decirles que ¡Aprobé el examen! Liam y yo lo pasamos muy bien en la graduación.

Después de recibirnos, tomamos por diferentes caminos. El Dr. Liam se fue a ejercer su profesión a Sud América y yo fui al exótico norte del Estado de Nueva York. Si bien 7.000 millas nos separaban, estábamos juntos por un profundo deseo de brindar amor y servicio quiropráctico a nuestros hermanos.

Liam

Después de todo lo estudiado, las pruebas rendidas en la Asociación y los libros leídos, lo que faltaba era comenzar a trabajar con la gente. ¡Moría por poner manos a la obra y demostrar mi experiencia!

No todos habían perdido la cabeza en la enseñanza de la quiropráctica y en la legislación ad hoc. Mi experiencia como estudiante visitando el estado de Alabama había sido bastante positiva. Algunos estados permiten rendir el examen para la licenciatura en Quiropráctica mientras eres estudiante y Alabama era uno de ellos. Un grupo bastante numeroso de compañeros condujimos nuestros automóviles hasta Birmingham, Alabama, acompañados por otros colegas sureños para apoyarnos. Nos registramos en el hotel y esa noche, para sorpresa nuestra, recibimos una invitación a un cocktail para conocer a los miembros de la *Alabama Chiropractic State Board of Examiners* [Asociación de Profesores de Quiropráctica del Estado de Alabama].

El líder del grupo se presentó a sí mismo y a los demás miembros de la Asociación, y nos dijo que estaba muy contento de vernos ya que Alabama necesitaba más buenos quiroprácticos. Nos deseó buena suerte en el examen y después de platicar un poco, todos nos retiramos temprano a nuestras habitaciones. Yo quedé muy impresionado con la hospitalidad sureña.

Al día siguiente comenzaron las pruebas donde fui examinado por verdaderos personajes. Uno de ellos ¡Fumaba un cigarrillo mientras nos evaluaba! El examen iba directo al tema y básicamente consistía en una revisión quiropráctica con escenarios de radiografías de la columna, ajustes y cuidado de pacientes.

Prácticamente todos aprobamos porque habíamos sido capacitados para ser quiroprácticos y la prueba se basaba en quiropráctica. Más tarde me enteré de que la Asociación de Alabama estaba a favor de la quiropráctica. Aunque no lo crean, hay muchos estados en los cuales las asociaciones no están a favor de los quiroprácticos. En esa época, algunos de esos estados eran Florida (la gente bromeaba diciendo que ese era el examen de medicina de Florida y no el de quiropráctica de Florida), California y Nueva Jersey. Las evaluaciones en dichos estados eran muy difíciles porque el material examinado era principalmente médico.

Esos estados dificultaban la aprobación de las pruebas bajo el argumento de proteger al público, pero lo que estaba claro era lo siguiente: En los estados donde hay muchos quiroprácticos, la competencia es brutal. Generalmente, esos estados tienen exámenes extremadamente difíciles, reglamentaciones y trámites burocráticos complicados para dificultar el ingreso de nuevos quiroprácticos. Lo que siempre me ha dado pena es la manera en que justifican su obvio proteccionismo territorial.

Tengo muy lindos recuerdos de mi época de estudiante en la universidad. Quizás esos fueron unos de los mejores momentos de mi vida. Era un privilegio poder ayudar a los demás. Por fin podía aplicar algo de lo que había aprendido en el aula para mejorar la calidad de vida de las personas. Nos dieron chaquetas azules para indicar que estábamos listos para trabajar en clínica y debo decir que a partir de ese momento comencé a sentirme un quiropráctico de verdad. Estaba muy orgulloso de lo lejos que había llegado y de los muchos obstáculos que había podido sortear para ganarme el privilegio de servir a los demás con la quiropráctica.

Uno de los requisitos de nuestra universidad era que los alumnos ajustáramos a 350 personas para ganar experiencia y demostrar una aptitud básica antes de graduarnos. Además de los 350 ajustes, debíamos hacer una determinada cantidad de análisis de orina y ¡dos horas de exámenes físicos! Hasta el día de hoy no entiendo la relación que tiene esto con la práctica moderna de la quiropráctica.

Durante las dos horas de examen clínico, chequeábamos prácticamente todos los órganos incluyendo el corazón y también examinábamos la retina. ¿A quién se le ocurrió esa idea? Me imagino la cara de un cardiólogo presenciando un chequeo del corazón realizado por un quiropráctico y también me imagino su horror mientras decimos que el corazón "está bien" cuando el cardiólogo dedica mucho más tiempo a examinarlo, sin mencionar el electrocardiograma de esfuerzo y demás análisis de sangre antes de dar su opinión. Pero nosotros escuchábamos con un estetoscopio y afirmábamos que el corazón funcionaba correctamente.

También debíamos examinar los ojos y lo hacíamos sin la ayuda de la droga Atropina para dilatar la retina. Cualquier oftalmólogo nos diría que ningún examen de la vista está bien hecho sin esa droga. No tiene sentido que las entidades de acreditación exijan que los estudiantes de quiropráctica hagan un examen de vista. ¡Yo creía que nuestra especialidad eran la columna vertebral y el sistema nervioso!

No es necesario aclarar que, como consecuencia de todos los trámites irrelevantes, muchos estudiantes pronto se desalentaban. Creo que a varios de ellos se les extinguía la llama de la quiropráctica a causa de ese proceso. Pero, a pesar de toda esa negatividad, yo trataba de ser el mejor alumno. El fundador y rector de nuestra universidad nos enseñaba que, con nuestras mentes, nuestros corazones, nuestras manos y nuestra voz podríamos ayudar a que todo el mundo sanara y funcionara de manera óptima. Yo creía seriamente en sus palabras (y aún lo hago). Este conocimiento me impulsó a ser el mejor de mi clase.

A muchos estudiantes les resulta muy difícil dar cumplimiento a los requisitos clínicos por varios motivos. Los más importantes son el temor y la negatividad. Pasan sus días criticando el sistema en el cual teníamos que trabajar o criticando la resistencia de los miembros de la comunidad de acercarse a ver a un quiropráctico principiante. Otros son demasiado tímidos para abrir una oficina y compartir la historia de nuestra profesión o educar a la gente acerca de los enormes beneficios que la quiropráctica puede producir en sus vidas.

Debo admitir que, internamente, tuve los mismos pensamientos. Nunca me sentí cómodo vendiendo y el solo hecho de tener que pedir a las personas que me vinieran a ver en la clínica de la universidad, me hacía sentir sumamente incómodo. Sin embargo, la experiencia me ha enseñado que lo que más tememos en el mundo es exactamente lo que debemos hacer si queremos avanzar en la vida. Para crecer, debemos enfrentar el miedo, si queremos sobreponernos a él.

Uno de los mentores de mi libro, Eleanor Roosevelt, solía decir: "Aquello que tememos y confrontamos es lo que nos hace más fuertes". Yo sabía que esto era lo que me iba a hacer más fuerte como comunicador, como quiropráctico y como ser humano. El amor por la quiropráctica y por la humanidad sería el combustible que me impulsaría a perder el miedo de enfrentar a la gente. La experiencia de superar esos temores fue uno de los mayores factores del éxito que experimenté más tarde en mi carrera como quiropráctico.

No conocía a nadie en Georgia fuera de mis compañeros. No soy la clase de persona que hace amigos fácilmente y tampoco soy muy activo socialmente. La pregunta que me hacía en ese momento era ¿Cómo hacer para que el público en general se acercara a la clínica para ser ajustado por Liam Schübel, el inexperto estudiante de quiropráctica?

Lo primero que debía hacer era organizar mis ideas. A lo largo de mi carrera aprendí que todo lo que manifestamos en la vida es el resultado directo de nuestros pensamientos y acciones. Si mi intención era lograr la excelencia en lugar de confrontar, como lo hacían muchos otros, debía pensar y actuar de manera diferente. Lo primero que hice fue confeccionar una lista de los motivos por los cuales alguien querría venir a verme en la clínica.

Tenía subluxaciones vertebrales que limitaban su capacidad de curarse y funcionar de manera óptima.

No había otra persona que pudiera cuidarlo de la manera en que yo lo haría.

Como éramos estudiantes, nuestros honorarios eran la tercera parte de los que cobraban los quiroprácticos ya recibidos.

Iba a recibir el mejor examen médico de su vida de manos de un estudiante de quiropráctica.

Estoy seguro de que convertí todo lo negativo en positivo.

A partir de ese momento decidí mirar la clínica con nuevos ojos y, al pensar de esa manera, me ubiqué en otra posición. En lugar de rogar a la gente que viniera, ofrecí un servicio de calidad a un precio extremadamente razonable. Me las ingenié para convencerme de que, si las personas no aprovechaban mi oferta, el problema era de ellas, no mío.

Ahora que había organizado mi cabeza, debía trazar un plan de acción. Me asignaron a la clínica del norte, ubicada en una zona rural en comparación con la clínica principal. Busqué un mapa de Georgia y me imaginé cómo serían las personas que vivían y trabajaban en esa área. Tracé un círculo de veinte millas a la redonda de la clínica del norte y decidí que esa sería mi vecindario.

Muchos quiroprácticos limitan su visión a las personas que sufren dolor. Pero pensemos cuán incorrecto es ignorar a la población que tiene subluxaciones asintomáticas, como los bebés y los niños. Muchos quiroprácticos están de acuerdo que las subluxaciones vertebrales son asesinos silenciosos por el daño que provocan al sistema nervioso sin síntomas. ¿Por qué no informar masivamente al público como hacen los dentistas con la prevención de las caries?

Cuando las personas comienzan a sufrir dolores de cuello o espalda lo primero que hacen es tomar medicamentos. Las píldoras son la manera más económica de tratar los dolores de cuello o espalda en el corto plazo. Por supuesto, las píldoras no hacen absolutamente nada para ayudar al cuerpo a que sane. Los efectos colaterales del uso de drogas nos convierten en la nación industrializada más enferma del mundo.

La mayoría de las personas desconocen la importancia de la columna vertebral. Piensan que cuando el dolor se fue, están curados. Hay muchas profesiones que se dedican a mitigar el dolor. Los médicos clínicos, los cirujanos, los acupunturistas, los médicos ayurveda, los naturistas, los instructores de yoga, los homeópatas, los osteópatas y hasta el barman del barrio puede aconsejarnos cómo calmar el dolor. ¿Por qué, como quiropráctico recién recibido querrías unirte a este numeroso grupo de profesionales que tratan y comercializan y con un segmento limitado de la población? Simplemente no puedo entender, tanto desde el punto de vista moral como comercial, el motivo por el cual una persona querría hacerlo. Me parece que sería excelente ayudar a todos los habitantes del mundo a alcanzar su máximo potencial. Ayudar a las personas a vivir una gran vida es lo que inspira a dedicarse a la quiropráctica.

Me enseñaron que, desde su descubrimiento en 1895, el papel de la quiropráctica nunca fue tratar problemas musculares o del esqueleto ni tratar cualquier otro problema. Sino que es un sistema que ayuda a las personas a vivir una vida mejor, a expresar mejor su vida. Nuestro sistema es un arte, una ciencia y una filosofía que contribuyen a que la gente sea más saludable. Estoy feliz de saberlo desde el principio.

Los quiroprácticos son los únicos profesionales del mundo que están altamente capacitados para detectar, analizar y ajustar subluxaciones vertebrales. Desde una perspectiva de marketing, es una buena noticia. La nuestra es una profesión distinta y separada de las demás profesiones de la salud del mundo. Nadie más puede hacer lo que nosotros hacemos.

¿Saben qué porcentaje de la población tiene subluxaciones vertebrales? Cerca del cien por ciento de la humanidad tiene una subluxación vertebral en algún momento de sus vidas. La población mundial se está acercando rápidamente a los siete mil millones. ¡Vamos a necesitar muchos quiroprácticos para cuidar de todos ellos! Esta información me llevó a actuar. Pronto, todo el norte de Georgia me conocería y ellos también podrían acceder a un excelente cuidado quiropráctico.

Debemos comenzar a poner la mira en lo que ayuda a la salud en lugar de ponerla en lo que causa la enfermedad. La quiropráctica está perfectamente posicionada para hacerlo. Debemos liderar la transformación del cuidado de la salud.

Debemos elegir ser líderes en lugar de seguidores de otras profesiones que van cuesta abajo en el cuidado de las enfermedades.

Como estudiante de quiropráctica, sabía que a pesar de lo que dijera la gente, yo continuaría siendo positivo. Si queremos modificar el nivel de abundancia para los quiroprácticos del mundo, debemos enfocarnos en brindar nuestro servicio a las familias. Debemos aprender a servir a todo el mundo. En lugar de fijarnos en el diez por ciento de la población que sufre de dolores de cuello o espalda, debemos comenzar a poner nuestro esfuerzo de marketing en toda la población mundial. ¿Imaginan que pasaría si los dentistas se dedicaran únicamente a tratar enfermedades bucales en lugar de mantener los dientes sanos? ¿Cómo afectaría todo esto la calidad de nuestras vidas?

Debemos dejar de actuar como médicos. No lo somos, somos quiroprácticos, y ¡Esa es una gloriosa diferencia! No se de donde viene la idea de que la medicina es de alguna manera superior a nosotros. ¿Por qué siempre estamos buscando su aprobación? La medicina no es mejor ni peor, es diferente. Sus objetivos son diferentes. Felicitemos a la medicina por el buen trabajo que hace en las crisis y con los cuerpos que tienen limitaciones con la materia. Luego, felicitémonos a nosotros por nuestra capacidad de ayudar a mejorar la calidad de vida de las personas liberando las interferencias de sus sistemas nerviosos.

Una vez estudiado el mapa, mi plan fue conducir mi auto hasta la clínica del norte, luego bajarme y caminar. Golpearía todas las puertas de las oficinas, locales comerciales y residencias y les contaría la historia de la quiropráctica. Para lograr mi objetivo, me vestiría de acuerdo con la ocasión y hasta llevaría accesorios para que mis presentaciones fueran más divertidas y dinámicas. A pesar del asfixiante calor de Georgia, me puse mi mejor traje, camisa elegante, corbata, zapatos lustrados, la camisa azul de clínico sobre el traje y, por supuesto, los bolsillos llenos de tarjetas de presentación. Este atuendo ya era bastante poco usual, pero para llamar más la atención até una correa de guitarra a cada uno de los extremos de la columna vertebral de plástico que utilicé para estudiar anatomía de la columna vertebral y me la colgué de la espalda.

Durante los treinta minutos que me separaban del norte a través de la I-75, mi ego me rogaba dar la vuelta y volver a casa, a mi seguro y familiar condominio con aire acondicionado. Sin embargo, durante el viaje me "hipnotizaba" diciéndome que ya había tomado la decisión y eso haría. Mientras escuchaba un cassette del Dr. Sid Williams que me motivaba a salir de mi zona de confort e ir más allá, una y otra vez repetía "Puedo hacerlo, debo hacerlo y lo haré… puedo hacerlo, debo hacerlo y lo haré" hasta que mi cuerpo temblaba de nervios. Ese mantra me dio dos cosas: coraje y la determinación de que el fracaso no sería una opción.

Cuando bajé de mi Chrysler Laser 1984 que apenas tenía aire acondicionado, me golpeó una oleada de calor y humedad proveniente ¡Del verano de Georgia en Julio! Casi me derrito, pero mi mente repetía "Puedo hacerlo, debo hacerlo y lo haré" y mi cuerpo obedeció. Me acerqué hasta el pórtico galería de la primera casa y golpeé la puerta.

Lo que parecían ser perros enormes comenzaron a ladrar ferozmente y pensé "¡Perfecto, asesinado por los perros y apenas estoy en la puerta de calle! Una anciana de pequeña estatura se acercó con su dulce amabilidad sureña. Debió quedarse boquiabierta al ver en su galería a un joven así vestido con una columna vertebral de plástico colgada de la espalda, pero con la consabida hospitalidad del sur, me dio la bienvenida. De inmediato comencé mi discurso.

"Hola señora. Mi nombre es Liam Schübel y soy estudiante de la universidad de quiropráctica de Marietta. Acabamos de abrir una nueva clínica cerca de aquí y estoy yendo de puerta en puerta para informar a los miembros de la comunidad acerca del excelente cuidado quiropráctico de bajo costo que estamos ofreciendo al público. ¿Se ha ajustado alguna vez"

Estaba tan emocionado que nunca sabré si la pobre mujer había entendido una sola palabra de lo que le dije, pero había roto el hielo. ¡Pude hacerlo! Mi estrategia fue golpear cuarenta puertas por día la mayor cantidad de días posibles. Si la respuesta era no, entonces explicaría cómo funciona la quiropráctica, con ayuda de mi columna de plástico. Si la respuesta era si, entonces los invitaría a una primera visita. Independientemente de la respuesta recibida, antes de irme les entregaría mi tarjeta, los saludaría y les agradecería por haberme permitido contarles acerca de la quiropráctica.

La mayoría de las respuestas fueron amistosas. Después de todo, mi misión era ayudarlos. Mi intención primaria era favorecer a las personas. Les hablé acerca de cómo vivir una vida mejor gracias al cuidado quiropráctico. Mi experiencia me ha enseñado que cuanto más das, más recibes. No puedes recibir si primero no das.

Por supuesto, ocasionalmente recibía respuestas rudas, pero nunca me lo tomé en forma personal. Después de todo, estaba interrumpiendo su día. Nadie me había invitado, y yo pensaba que, si no querían lo que yo tenía, eso no significaba que me rechazaran a mí, sino lo que yo les ofrecía.

Cuando alguien me rechazaba o me pedía que me retirara, yo pensaba: "la próxima" y de inmediato ponía el foco en presentarme de la mejor manera a la siguiente persona que me abriera la puerta. Trataba de convencerme que era como el Buen Samaritano, que se encuentra en un hotel en llamas y golpea las puertas para salvar a las personas que están dentro de las habitaciones. Si alguien no quiere salir o te insulta cuando intentas salvar su vida, debes moverte rápidamente hacia otra persona. El hecho de tener una misión que es mucho más grande que tú, te permitirá despejar dudas, temores y solucionar problemas de baja autoestima.

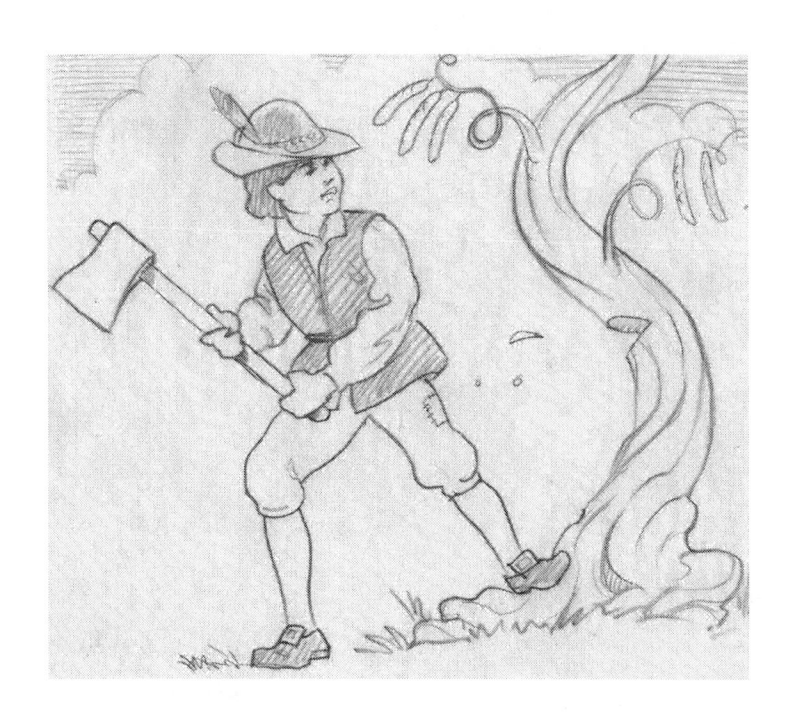

CAPÍTULO 8
El gigante se despierta

Liam

Mi actitud positiva me sirvió para que la tener la práctica de clínica más numerosa de los estudiantes de la universidad, gracias a lo cual pude finalizar los requisitos de clínica con anticipación, mientras otros luchaban y no aceptaban consejos. Yo nunca bailé al son de la misma música que bailaban los demás, y eso hizo la diferencia. Después de todo, un hombre muy inteligente dijo que, si pensamos, decimos y hacemos lo que hacen todos, obtendremos lo que obtienen todos. Yo no quería sufrir ni preocuparme por dar cumplimiento a los requisitos de clínica como lo hacía la mayoría de mis compañeros. Yo quería ser muy exitoso, por lo tanto, desarrollé un plan único para cumplir los objetivos.

Me encantaba cuidar de la gente en clínica, no obstante, todos los procedimientos médicos que debíamos realizar. Comencé a ver cómo, a pesar de mi habilidad de principiante para ajustar subluxaciones, las personas obtenían resultados increíbles. Pude observar el fuerte impacto que produce la quiropráctica para mejorar la calidad de vida de las personas. Esto me indujo a interiorizarme dentro de las diferentes técnicas de ajustes.

Aprendí que nunca se debe desestimar la inteligencia innata del cuerpo. También aprendí a agradecer que el cuerpo humano no hubiera leído los libros de medicina que leemos nosotros y los médicos. Fui testigo de varios milagros.

Hubo dos personas a quienes recuerdo claramente hasta el día de hoy, que me impactaron profundamente en esa época de estudiante en lo que respecta a una buena quiropráctica y a la inteligencia innata del cuerpo. La primera de ellas fue Glenn, uno de mis primeros pacientes. La manera asombrosa en que su cuerpo respondió a mis incipientes habilidades como quiropráctico me dio confianza para profundizar mis conocimientos.

Un día recibí una llamada telefónica de Glenn, un mecánico, a quien un amigo le había entregado mi tarjeta. Glenn no llegó caminando a la clínica, sino que lo hizo en una silla de ruedas empujada por su compañero de trabajo, quien, con una gran sonrisa nos presentó y le dijo a Glenn "Este es el muchacho del que te hablé".

El dolor de Glenn era tan insoportable que no podía sentarse derecho y, por supuesto, no podía caminar. Yo estaba seguro de que los doctores de clínica querrían hacer una consulta médica. Glenn temblaba de dolor y estaba envuelto en sudor frío. Su ropa era la clásica de un mecánico sureño: vestía una engrasada y vieja gorra de béisbol, una remera de la banda de rock Lynyrd Skynyrd, unos jeans arrugados y engrasados y botas con puntera de acero, también llenas de grasa. Su pelo era rubio y largo. Según como lo miraras, podía confundirse con una mujer. Una barba rala, aros y tatuajes en ambos brazos completaban el atuendo de Glenn, el mecánico sureño.

Vista desde afuera, la escena debía haber sido graciosa. Glenn y yo no podíamos ser más opuestos. Creo que ninguno de los dos estaba contento de ver al otro. Yo estaba muy asustado pensando que el cuidado de este hombre sería mi responsabilidad, y pienso que él tampoco estaría feliz, porque estaba sufriendo y se sentía totalmente miserable. Por lo menos, antes estaba en su hogar rodeado de confort. Ahora estaba en manos de un estudiante desconocido.

Hice todo lo posible para actuar como si yo viera diariamente casos similares al suyo, pero no se mentir. Pienso que la única razón por la cual se quedó fue ¡Porque no podía ponerse de pie y salir corriendo! Le pedí que se sentara en la camilla para poder revisarlo. Eso nos demandó diez increíblemente largos y lentos minutos, plenos de dolor y maniobras empujando y tirando de él hasta que finalmente logramos ponerlo en la camilla. Luego transcurrieron dos horas durante las cuales tuve que realizar tortuosos e irrelevantes estudios obligatorios que solicitaba el Consejo de Educación Quiropráctica. Aún estando en clínica, no podíamos escapar de la burocracia. Me partía el corazón tener que decirle que, para poder comenzar a ayudarlo, debíamos esperar los resultados de las radiografías que estarían listos al día siguiente, como muy pronto.

Le expliqué todo eso a Glen, mientras empujaba la silla de ruedas hasta la puerta. Le prometí que trataría de tener todo listo lo más pronto posible.

Me las ingenié para poder ajustarlo a primeras horas de la tarde del día siguiente y lo llamé para darle la buena noticia. Glenn contestó el teléfono con un "¿Dígame?" cargado de dolor.

"Hola Glenn, soy Liam Schübel, de la clínica de quiropráctica. ¿Cómo está hoy?"

Escuché un suspiro proveniente del otro lado de la línea mientras Glenn murmuraba "no demasiado bien"-

"Bueno, Glenn, ¡Tengo buenas noticias! Las radiografías están listas y podemos comenzar con los ajustes"

"Ah, bien, ¿A qué hora?

"¿A las 4 de la tarde le parece bien?"

"Muy bien"

"Entonces ¡Nos vemos a esa hora, Glenn!"

Si hay algo que me gusta, es explicar una radiografía a una persona por primera vez. El cuerpo humano es tan maravilloso, que es un privilegio para los quiroprácticos poder dar a conocer a otros cómo funciona. Ver en los ojos de los miembros de la práctica el interés y la admiración que eso les produce no tiene precio. Es muy placentero poder comunicarles los complicados aspectos del organismo humano de una manera sencilla, para que puedan entenderlo. Eso los tranquiliza y crea una relación de confianza entre el quiropráctico y el miembro de la práctica. El desarrollo de este lazo es uno de los frutos de nuestra profesión.

Glenn llegó treinta minutos antes a la cita. Tenía gotas de sudor en la cara y su camisa estaba húmeda de transpiración como consecuencia de los nervios y el dolor. Tiempo después, me enteré de que pensaba que no volvería a caminar. Temía perder su trabajo y su novia, las dos cosas más importantes de su vida. Deseaba que Glen supiera que mi principal prioridad era la misma que la suya: ayudarlo a recuperar la salud.

Empujé la silla de ruedas hasta la pantalla iluminada donde coloqué la radiografía y comencé a explicarle lo que era indudable. Tenía miedo por él y por mí. De alguna manera, ambos estábamos a punto de rendir un examen.

El Dr. Sid Williams solía decir que, en el ejército, durante el entrenamiento básico, se les decía a los soldados que ante situaciones peligrosas, con balas y bombas explotando a su alrededor, la manera de poder salir mentalmente de esa situación era "hacer lo que aprendieron en el entrenamiento".

Vemos infinidad de personas que han recorrido muchos médicos y vienen a nosotros cuando ya han agotado todas las alternativas. Los años me enseñaron a que nunca hay que subestimar la capacidad curativa del cuerpo cuando se hace un ajuste y se libera la interferencia. No importa lo grave y difícil de la situación, siempre mantengo la calma y hago lo que me enseñaron a hacer como quiropráctico, es decir ajustar subluxaciones para que el flujo de impulsos nerviosos circule libremente.

A veces escucho que describen la quiropráctica como medicina alternativa. Eso me enoja porque demuestra que, en nuestra sociedad, la medicina se ha convertido culturalmente en la autoridad absoluta. Me parece absurda la idea de que primero se deben probar tratamientos invasivos peligrosos con el uso de drogas, en lugar de métodos del cuidado de la salud naturales y conservadores como la quiropráctica. Muchas personas aún no tienen a un quiropráctico dentro del equipo de cuidado de la salud de su familia. Con menos del diez por ciento de la población en los Estados Unidos bajo el cuidado quiropráctico, ciertamente somos el tercer país del mundo cuando se habla de cuidar la columna vertebral y el sistema nervioso que son tan delicados y vitalmente importante.

Tenemos que despertar a América, pero primero debemos despertar a algunos quiroprácticos. Debemos hablar a través de una única voz basada en los principios quiroprácticos. Debemos proclamar el mensaje de que cada familia necesita cuidado quiropráctico.

Ahora, volvamos a Glenn y a la sala de rayos X. Mientras le explicaba sus radiografías, vi cómo cambiaba su expresión. Por primera vez mostró señales de esperanza y no de temor. Durante los últimos dos días había transitado junto conmigo por un torbellino de estudios y finalmente había salido de la desesperación. Ahora tenía una mirada de inspiración, lo cual me inspiró también a mí. Este cambio en la manera de pensar es una ayuda crucial para el proceso de curación.

Ahora que las radiografías habían sido explicadas, era el momento de ajustar a Glenn. Una vez más, ponerlo en una posición en la cual pudiera trabajar en su columna, fue todo un evento. Sufría mucho, pero finalmente pude lograr ubicarlo para poder ajustarle el cuello. ¡Ese fue mi mejor ajuste! Con las cervicales limpias, todo su cuerpo comenzó a relajarse y pude ajustar la parte baja de la espalda.

Una vez finalizado el ajuste, le dije que iba a caminar conmigo. Lo dudó. No había podido dar un paso durante los últimos dos días. Creo que pensó que no podría, pero una vez más, su deseo de curarse era enorme. Se aferró a mi hombro y lo ayudé a enderezarse. Sonrió. ¡Estaba de pie! Dio unos pequeños pasos muy cautelosamente, pero estaba caminando.

Me miró con sorpresa y duda. "¿Esto es normal"? "¡Para ti, lo es, Glenn! ¡Para ti, lo es!" Terminé el día agradeciendo a Dios por haber elegido ser quiropráctico. Si había podido producir tal impacto en la vida de este hombre, teniendo yo tan poca experiencia, entonces, tenía un gran futuro.

Vi a Glenn durante el resto de mi carrera universitaria. Venía todas las semanas y cuando dejé la universidad lo transferí a otro quiropráctico estudiante. Me he mudado muchas veces en mi vida, y siempre es triste dejar a aquellos miembros de la práctica con los que se ha establecido un vínculo. Se convierten en tu familia ampliada y piensas en ellos muy a menudo. Me gustaría saber que fue de Glenn, espero que continúe con los ajustes. Ojalá haya encontrado a un quiropráctico que ame brindar cuidado quiropráctico tanto como yo.

Erin fue otra persona a quien tuve el privilegio de devolverle la salud. Ella llegó a mí con un diagnóstico de epilepsia. La enfermedad había comenzado al finalizar la adolescencia y ahora estaba en la universidad estudiando administración de empresas. El trabajo en clase era intenso y estaba muy estresada.

El tratamiento médico para la epilepsia puede ser brutal. Básicamente consiste en suministrar drogas que deprimen el sistema nervioso. Esas drogas pueden producir efectos colaterales y en algunos casos la muerte. Erin no vino a verme para tratar su epilepsia. Vino porque escuchó que el cuidado quiropráctico producía buenos resultados para el dolor de cabeza. Erin tenía unas migrañas brutales, que alteraban su manera de vivir y su visión del mundo. La combinación de medicación para las migrañas y la epilepsia, la estaba intoxicando. Tenía dolores abdominales, mareos y la piel en muy malas condiciones. Los días buenos para ella eran aquellos en que tenía poco dolor. Su vida giraba alrededor de la enfermedad.

Después de dos horas de exámenes médicos, le tomé una radiografía para estudiar su columna. Le di un turno para el día siguiente a la tarde, para ver juntos sus radiografías. Tenía lo que descubrí que era clásico en esos casos: Una tremenda subluxación del Atlas-Axis.

Es lo que B.J. Palmer denominó "kink" en su trabajo de upper cervical. Es donde el Atlas se mueve en una dirección y el Axis lo hace en la dirección opuesta, junto con los cóndilos occipitales muy altos. Este tipo de subluxación produce mucha presión en el tronco cerebral. Obviamente, esa era la causa de sus dolores. Hice lo posible para explicárselo de la mejor manera posible. Estaba asustada y perpleja. Todo lo que yo le decía se contradecía con lo que le habían dicho durante los últimos cinco años respecto de su estado de salud. Los médicos la habían convencido de que siempre estaría enferma. Le hice mi mejor ajuste toggle y la envié a su casa.

Al día siguiente vino asustada. Había tenido una convulsión en el medio de la noche. La describió como diferente a las demás, no podía explicarlo, pero estaba claramente asustada. Yo estaba preocupado, pero sabía que a veces los síntomas se empeoran antes de mejorar. No quería que suspendiera el cuidado y sabía desde mi análisis quiropráctico, antes y después del chequeo de las piernas, que estaba absolutamente limpia de interferencias nerviosas cuando dejó la clínica.

En la visita de hoy debíamos volver a chequear las subluxaciones. Le dije que ella debía tomar las decisiones con respecto a su salud y que podía consultar con su médico si no estaba segura. Le expliqué que yo estaba allí para asegurarme de que su sistema nervioso estuviera libre de interferencias. Ella había pasado mucho tiempo tratándose con drogas y si bien la quiropráctica la asustaba, decidió que su cuerpo se merecía una oportunidad de sanar.

Durante las primeras semanas, a medida que el cuidado progresaba, las migrañas disminuían, pero las convulsiones eran más frecuentes. Entonces, en su sexta visita, vi que su cuerpo conservaba el ajuste. Conforme a mis chequeos, estaba limpia. ¡Estaba eufórico! Estaba absolutamente seguro de que desde el punto de vista quiropráctico estaba haciendo lo correcto.

Se lo expliqué, pero continuó dudando porque aún se sentía mal y cansada como consecuencia del aumento de las convulsiones. Le dije que tuviera paciencia. Poco tiempo después, ¡Las convulsiones desaparecieron! Pudo disminuir las dosis de medicación por primera vez en cuatro años. La piel comenzó a purificarse, las migrañas desaparecieron, el dolor de estómago también y su energía mejoró en gran medida.

Estaba eufórica y apenas podía contenerse. Se sentía fantásticamente bien y su apariencia lo confirmaba. Había dejado de ser una persona enferma para convertirse en una joven mujer vibrante y plena de energía. Estaba disfrutando de su nueva vida. Yo estaba feliz de haber tenido la oportunidad de comprobar la milagrosa habilidad del cuerpo para curarse. Es increíble ver lo que puede hacer cuando está libre de interferencias en el sistema nervioso. Estaba muy contento de saber lo que era capaz de brindar el cuidado quiropráctico.

Era una paciente entusiasta y continuaba sus ajustes semanalmente. Nunca tuvo otra convulsión y pudo suspender todas las drogas que su médico la había recetado. Cuando me gradué ella estaba allí. Me agradeció todo lo que había hecho y los grandes cambios que se habían producido en su vida. En realidad, yo sabía que no había sido yo quien había hecho los cambios, sino su cuerpo y le estaba agradecido a ella por mostrarme cuán poderosa puede ser la buena quiropráctica. Estaba feliz de haber podido ser testigo del poder de curación interno que tenemos dentro.

Lo más valioso que aprendí cuando era quiropráctico interno en la clínica de la universidad fue lo maravilloso que es trabajar con personas. Ser parte del proceso de curación es lo mejor que te puede pasar en el mundo. Es fantástico ver a la gente abrirse con una salud abundante y vibrante. La mayoría de las normas, reglamentaciones y demás procedimientos sin sentido que debemos aprender en las universidades acreditadas por la Comisión se deben a que quieren inculcarnos el miedo. Dejemos los temores de lado, porque la práctica de la quiropráctica se trata de dar, amar y servir a la humanidad con la única habilidad de liberar las vidas de las personas corrigiendo subluxaciones vertebrales.

Juré que algún día crearía un lugar en el mundo en el cual el cuidado quiropráctico pudiera fluir sin temores, dudas y procedimientos innecesarios. En esta utopía quiropráctica, los alumnos, los recién graduados y aún los quiroprácticos con experiencia podrán venir y reaprender el maravilloso acto de dar, amar y servir a la humanidad con el poder de los ajustes quiroprácticos. Este proyecto devolverá la salud al mundo.

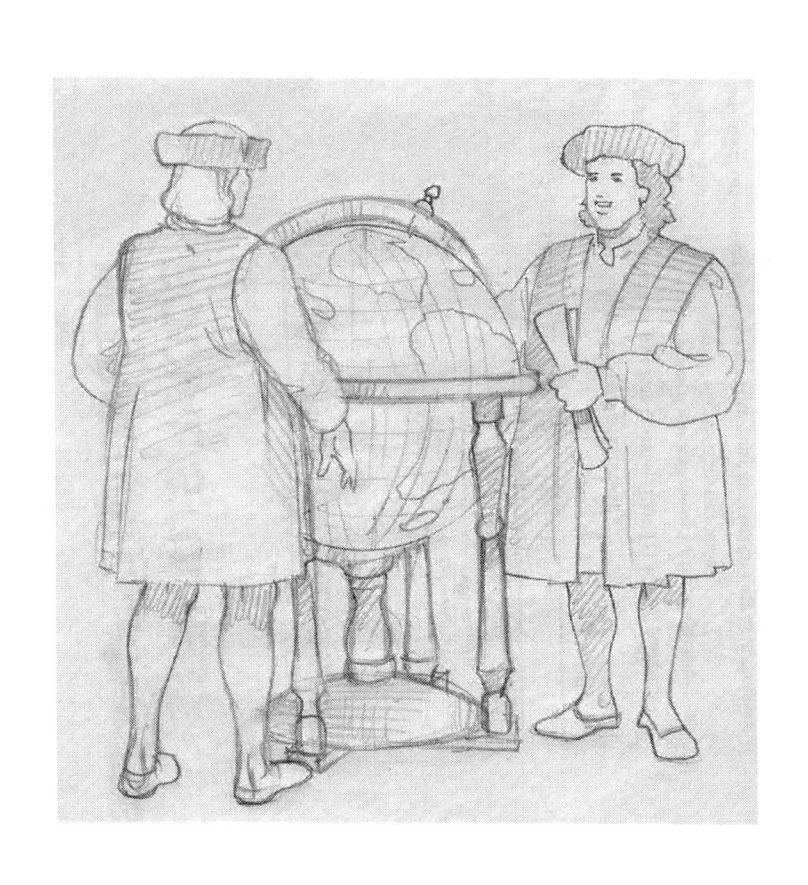

CAPÍTULO 9
Saliendo al mundo

Judd

Como profesional, comencé a trabajar en una práctica tradicional de una pequeña ciudad. ¿Cuán pequeña era la ciudad? Cuatrocientas familias, o como solíamos decir "Cuatrocientas tiempo completo y algunas más en verano." ¿Por qué?, podría preguntar el lector, francamente, no lo sé. Lo que yo necesitaba era un buen empujón para darme cuenta de lo obvio: Si quieres ser un gran quiropráctico, debes estar donde está la gente.

Trabajaba mucho durante el día y dormía poco por la noche. Hacía las cosas bien, pero solamente bien. Alrededor de un año después, recibí la visita de mi viejo amigo, el Dr. Liam. Inmediatamente, él vio lo obvio, y me instó a actuar de acuerdo con sus observaciones. Diez minutos después estábamos buscando un nuevo lugar ochenta kilómetros más cerca de la civilización.

Volví a abrir la práctica y continué trabajando mucho más durante el día y durmiendo menos durante la noche. Mi esposa y yo íbamos casa por casa y golpeábamos cada una de las puertas de mi nueva ciudad de 4000 habitantes. Debo decirles que 4000 almas es mucho, ¡Especialmente con mi esposa embarazada de ocho meses en el mes de julio! Yo esperaba que mi práctica estuviera llena de gente.

El primer día estaba tan emocionado, que llegué a la oficina quiropráctica a las 5 de la mañana. Estaba todo bien, salvo que a las 8:45 yo estaba como un mapache rabioso y ¡Aún no había llegado nadie! A las 9 de la mañana, ya estaba listo. Cuando llegó el primer miembro de la práctica, yo estaba tan nervioso que me movía a 100 kilómetros por hora. "¡Bienvenido! ¡Hola!, por favor llene estos formularios"

Ajustar y dar la pequeña charla informativa. No quería dejarlos ir. Creo que los acompañé hasta el automóvil y les abroché el cinturón de seguridad para que estuvieran a salvo hasta la próxima visita. Fue un día largo. ¿Cuán largo? ¡Muy largo! Cuando cerré la práctica teníamos nueve miembros, y a cada uno de ellos les había dado lo mejor de mí, mi corazón y un pedacito de mi alma. A cada uno le saqué una radiografía, le brindé la información necesaria y mi mejor ajuste. Estaba feliz, triste, destruido y energizado a la vez.

¿Quieren saber qué hice al día siguiente? Exactamente lo mismo. Recorrí la práctica como un poseído, empezando temprano, terminando tarde y durmiendo poco, dando todo lo mejor de mi todo el tiempo. Hicimos eventos abiertos al público en general, reuniones en las que ofrecíamos pasteles, y otros eventos. Enviamos 10000 notificaciones a las personas de nuestra ciudad y de las ciudades vecinas. Hasta hicimos una cena tradicional de acción de gracias para 300 personas. Aceptamos todos los casos aún a quienes no podían pagar. Aceptamos a todas las personas, todos los seguros y ¿Saben qué? Lentamente fuimos prosperando.

Liam

A medida que se acercaba el fin de mi vida de estudiante, comencé a hacer planes para cuando terminara la universidad. Quería establecerme en Florida. El clima cálido, las playas y el sol en combinación con el aumento de la población, hacían que el Estado donde siempre brilla el sol fuera mi meta después de la graduación.

La abuela de Judd solía decir "El hombre propone y Dios dispone". ¡Dios se debe haber divertido mucho escuchando mis planes para mudarme a Florida! Comencé a investigar los requisitos para ser quiropráctico en Florida y no me gustó nada lo que averigüé. Tenía que trabajar tres meses para un quiropráctico que tuviera licencia de Florida antes de poder rendir el examen para la Comisión de ese estado.

Estoy seguro de que hay muchos quiroprácticos recién recibidos que encuentran un mentor que les brinda información útil para la práctica. A medida que comencé a solicitar entrevistas con quiroprácticos de Florida, recibí algunas ofertas realmente sorpresivas. Uno me sugirió que podía pintar su casa y limpiar la oficina a cambio de ser mi mentor. Algunas de las quiroprácticas recién recibidas, me contaron que habían recibido ofertas peores. Había sorteado muchos obstáculos para convertirme en quiropráctico, pero no tenía ninguna intención de sortear este tipo de obstáculos.

Estaba tan decepcionado con la falta de sentido de lo que me ofrecían en Florida, que comencé a pensar en otras alternativas. Una idea que me vino a la mente fue viajar y hacer actividad misionera. En esa época, no había demasiadas oportunidades para hacer trabajo quiropráctico misionero. Decidí viajar durante un tiempo y brindar cuidado quiropráctico en el lugar donde estuviera. Empecé a buscar una oportunidad que me interesara.

Poco tiempo después de haber decidido que ese sería mi objetivo, llegó mi oportunidad. Entré a un aula y sobre mi pupitre encontré una copia de *"Elan Vital"*, el periódico de la universidad. Estaba abierto en una página en la que había un artículo sobre dos quiroprácticos, el Dr. Walter Sánchez y el Dr. Raymond Page. Acababan de abrir la primera oficina quiropráctica en Perú. Leí el artículo con creciente interés. ¡Eso era! Sentí que el artículo sobre mi pupitre había sido una intervención Divina. Tiempo después supe que mi amigo Judd lo había leído y pensó que me interesaría, entonces ¡Lo dejó sobre mi pupitre!

Estaba impresionado por el coraje y la dedicación de esos quiroprácticos. Al finalizar el artículo había un número de teléfono de Miami al que se podía llamar para solicitar información. Rápidamente corrí a casa e hice la llamada. Atendió el Dr. Sánchez. Le dije que lo estaba llamando para felicitarlo porque me parecía excelente que llevaran la quiropráctica al mundo.

Me sorprendió muchísimo que me respondiera con una invitación para unirme a ellos. Me tomó totalmente de sorpresa. En realidad, yo había pensado hacer un viaje misionero de unas pocas semanas, o quizás un mes como máximo. El Dr. Sánchez estaba hablando de un compromiso de un año. Cuanto más me explicaba, más me gustaba la idea de Perú. Le conté al Dr. Sánchez acerca de mis planes respecto de Florida, y me contestó: "Perfecto, cuando termines tu trabajo en Perú podrás hacer el internado en mi oficina de Florida". Acepté la oferta de inmediato.

Cuando colgué el receptor, comencé a pensar en lo que había hecho. Empecé a sentir miedo. Tomé una hoja de papel y escribí las cosas conocidas y las desconocidas, juntamente con las buenas y las malas. Lo mirara como lo mirara, el viaje a Perú era totalmente ilógico, pero no podía callar la voz interior que me decía que lo hiciera.

La decisión final de viajar a Perú me enseñó que siempre hay que escuchar a la sabiduría interior y que el corazón siempre te hará ir en la dirección correcta. Desde el momento en que tomé esa decisión, me encontré con mucha gente que piensa demasiado. Ve lo negativo en cada situación y evita potenciales oportunidades a causa del miedo. He visto como muchas personas pierden años de sus vidas siguiendo lo que hacen los demás. Como resultado, nunca viven plenamente su potencial.

Cuanto más escuchaba a mi voz interior, más entusiasmado estaba con las posibilidades. Fui a la biblioteca y me llevé todos los libros que encontré acerca del Perú. Lo que leí no fue demasiado atractivo. En la década de 1980 y a principios de 1990, Perú era un caldo de cultivo para los disturbios sociales y el terrorismo estaba generalizado. La inflación era del mil por ciento y se racionaban la comida, el gas y los artículos de primera necesidad. Abundaba la pobreza y los grupos revolucionarios dominaban el país, aterrorizando a la gente con autobombas, secuestros y asesinatos.

Sin embargo, mi entusiasmo no menguaba. Elegí mirar la otra cara de la moneda: La riqueza del Perú era su cultura milenaria. Los Incas habían construido una civilización única en América, con ciudadelas como Machu Picchu, que aún hoy en día asombran a los modernos ingenieros con sus detalles técnicos y científicos.

La diversidad culinaria del Perú es inigualable. En cada una de sus tres regiones: la costa, la jungla y la cadena montañosa de los Andes, pueden encontrarse comidas exóticas. Sus habitantes son amantes de la vida, la familia y las fiestas. Esta combinación de maravillas y caos fue lo que me atrajo. A medida que se acercaba la fecha de partida más entusiasmado estaba con esta nueva oportunidad.

Cuando mis padres se enteraron de que había decidido mudarme a Perú, pensaron que "nuevamente" había perdido la razón. Mi madre imaginó que yo sería un rehén americano, o algo peor. Sin embargo, dejó su miedo de lado y me alentó para que siguiera el dictado de mi corazón. Mucho de lo que soy se lo debo a mis padres. Hoy, recordamos entre risas la época en que yo era joven y sin recursos y ellos tenían que escuchar mis planes alocados. Ahora que vivo la vida que soñé, ellos sonríen y me dicen que sabían que iba a tener éxito porque siempre hacía todo con mucho entusiasmo.

Cuando les conté a mis amigos y a mi familia que pensaba ir a Perú a practicar la quiropráctica, mi madre se puso a llorar y mi padre quería llamar al psiquiatra. Mis padres son personas instruidas y conocían muy bien lo que sucedía en Perú en esa época y el peligro que significaba vivir allí. Los padres tienen una gran sabiduría interior. Nadie te enseña a ser un buen padre. Creo que debieron tener una ayuda Divina para haber criado a cuatro hijos, cada uno de los cuales contribuyó positivamente con la sociedad. ¡Muchas gracias Papá y Mamá! Las palabras no alcanzan para expresar el amor y la devoción que siento por ustedes.

Primero volé a Florida para conocer al Dr. Sánchez. Pasamos un par de días deliciosos en su hermosa casa y antes de que me diera cuenta, estaba volando a Perú.

La línea aérea que me transportó era Aeroperú. Hacía vuelos de bajo costo entre Miami y Lima y el avión estaba lleno de peruanos. Creo que yo era el único caucásico a bordo. Alto, delgado, pálido y con una pequeña barba que me había dejado para parecerme al Dr. B.J. Palmer, me imagino que me mirarían como a un bicho raro.

El avión despegó a la 1 de la madrugada y aterrizó en Lima a las 6 de la mañana. Como el vuelo era nocturno, yo dormí toda la noche y me desperté poco antes de aterrizar.

El viaje de Miami a Lima puede describirse como un viaje interespacial y no como un simple vuelo entre dos países. Es imposible describir plenamente con palabras los paisajes, los olores y la energía del tercer mundo. Aún me maravilla pensar que en un solo día de viaje se puede pasar desde una zona de extrema opulencia como algunas de las que se encuentran en muchas de las glamorosas ciudades de los Estados Unidos a otra de extrema pobreza como las hay en ciertos lugares del Perú. Ese marcado contraste cambia la perspectiva que podemos tener del mundo. El viajar alrededor del planeta nos permite salir de nosotros mismos y tener una visión más amplia y clara. Yo lo recomiendo ampliamente.

Apenas tocamos tierra, fui a recoger mi equipaje después de haber hecho los trámites migratorios. Mis dos gastadas valijas, que estaban llenas hasta el tope, contenían todas mis pertenencias. Mi padre y yo habíamos estado veinte minutos para poder cerrarlas. Después de recogerlas, caminé lentamente hasta la aduana. El procedimiento consiste en presentar el formulario aduanero y si no hay nada que declarar, lo cual era cierto en mi caso, se aprieta un botón y se enciende una luz. Si la luz es verde, puedes salir sin que nadie te revise el equipaje, pero si la luz es roja, un funcionario de la aduana revolverá tus pertenencias buscando contrabando. Yo presioné el botón y se encendió la luz roja.

Dado que en Perú el impuesto a las ventas es de alrededor del veinte por ciento, muchas personas se ganan la vida viajando a los Estados Unidos para comprar productos electrónicos a bajo precio y venderlos en Perú. Yo no lo sabía en ese momento y pensé que los funcionarios buscaban drogas, como lo hacen los empleados de la aduana en los Estados Unidos, lo cual demuestra mi ingenuidad de esa época. ¿Por qué introducir drogas en uno de los países del mundo donde se producen más drogas?

Después de revolver mis valijas, no encontraron nada de interés, pero tenían un verdadero problema en sus manos. Mi equipaje había sido empacado tan perfectamente que ahora no podían volver a cerrarlo. El funcionario de la aduana y yo prácticamente nos tuvimos que sentar sobre la valija para poder cerrarla, mientras el soldado tuvo que dejar el arma en el suelo y concluir nuestro trabajo con cinta de embalar. Estoy seguro de que aún se están riendo de mí. ¡El americano cómico con su equipaje abarrotado!

El Dr. Sánchez me había asegurado que el Dr. Page, que estaba practicando en Perú iba a pasar por mí al aeropuerto, por lo tanto, yo estaba tranquilo. Eso fue así ¡Hasta que traspasé las puertas de la aduana! En esa época, Perú no tenía una terminal aérea organizada. Una vez que se dejaba el edificio uno debía arreglárselas como pudiera. Allí fue donde me enfrenté por primera vez con una multitud que hablaba a los gritos en español. Todavía no estaba preocupado, porque confiaba que de un momento a otro aparecería el Dr. Page y me llamaría desde la muchedumbre. Después de todo, ¡Yo era fácil de reconocer! Los minutos pasaban y nada sucedía. Media hora, una hora... comencé a preocuparme. ¿Qué haría si nadie me venía a buscar? Pude cambiar un billete de diez dólares por monedas para realizar una llamada desde un teléfono público, que probablemente costaría diez centavos. Llamé al único número que tenía que era el de la oficina quiropráctica de Perú. La llamada fue directo al contestador desde el cual respondió una voz femenina, que hablaba un español demasiado rápido y que, lógicamente, no pude entender. Lo único que esperaba era que se hubiera grabado el mensaje que dejé. Ahora, a la distancia, esa grabación me produciría mucha risa.

"Hola, soy el Dr. Schübel, estoy aquí, en el aeropuerto, esperando que alguien venga por mí. Por favor, ¡Envíen a alguien inmediatamente! Si es que ya no están en camino. ¡Muchas gracias!"

En ese momento, pensé que el haber ido a Perú ¡Había sido el peor error de mi vida! Después de casi dos horas de espera en el aeropuerto, finalmente llegó el Dr. Page. Aparentemente, el sábado a la noche habían estado en una fiesta peruana y se había olvidado por completo de venir a buscarme. Estaba de muy buen humor y tenía una personalidad encantadora, por lo cual, rápidamente olvidé la experiencia angustiante que acababa de pasar.

A las 9 de la mañana recorrimos Lima y fuimos a la oficina quiropráctica. Lo primero que noté fue que todos los bares parecían estar llenos, especialmente de gente joven. Le comenté al Dr. Page, lo asombrado que estaba de ver tanta gente joven que se levantara tan temprano un domingo a la mañana para salir a desayunar en grupo. El Dr. Page rio y me dijo que esas personas ¡Aún no habían ido a dormir! La tradición era que después de la hora de cierre de los clubs nocturnos, que era alrededor de las 5 o 6 de la mañana, los jóvenes iban directamente a desayunar y luego a sus casas a dormir. La juventud peruana es noctámbula. ¡La noche de los sábados termina bien avanzada la mañana del domingo!

Cuando llegamos a la casa, me acosté en la cama escuchando los sonidos del verano peruano. La gente en la calle hablaba un idioma que pronto aprendería. Los vendedores ambulantes de helados tocaban un silbato que sonaba como la llamada de un pato, anunciando su paso por las calles. Antes de quedarme dormido, tomé un baño agradeciendo esa oportunidad, que pocas personas en el mundo pueden experimentar. Había sobrevivido a un azaroso viaje de veinticuatro horas entre el primer y el tercer mundo y mañana comenzaría mi entrenamiento para convertirme en el doctor con mayor volumen de pacientes en la historia de Perú. Poco sabía que era un gigante dormido en más de un sentido.

Los peruanos intrínsecamente están en sintonía con los tratamientos naturales para el cuidado de la salud, por lo tanto, admiran a los quiroprácticos y se identifican con el mensaje de la quiropráctica. Ellos no confían en los grandes laboratorios. Saben que la mayor parte de la medicina se relaciona con la venta de drogas y la gran mayoría reconoce que esas drogas pueden enmascarar los síntomas, pero no hacen nada para ayudar al cuerpo a sanar.

Sin embargo, la primera vez que fui a Perú, la gran mayoría de los peruanos nunca habían oído hablar de quiropráctica. Cuando la gente local y los conductores de taxis me preguntaban qué hacía allí, yo trataba de explicarles lo mejor que podía, a pesar de mi mal español. A medida que les hablaba, me miraban de una manera muy extraña. Yo no podía entender el motivo de su confusión hasta que entendí que la palabra quiropráctica, tal como yo la pronunciaba, sonaba parecida a quiromancia. ¡La quiromancia, es el arte de leer las líneas de la mano!

Rápidamente me di cuenta de que necesitaba hablar castellano fluidamente. Mi vida dependía de mis habilidades de comunicación. La falta de asistentes a mi práctica en Perú me motivó a aprender rápidamente el idioma. No podía fallar, por lo tanto, volví a mi lema: "Puedo hacerlo, debo hacerlo y lo haré" que tanto me había ayudado en mis días de clínica en la universidad.

Pasaba cada hora de vigilia estudiando español. Observaba al Dr. Page que veía a cientos de personas por día. Grababa su charla introductoria en español y luego la transcribía meticulosamente, una lección que aprendí de mi buen amigo Judd Nogrady. Repetía de memoria cada una de las palabras de esa presentación de una hora. Memorizaba todo, aún lo que no entendía. ¡Hasta contaba los mismos chistes que el Dr. Page! Estaba dispuesto a imitar todo lo que él hacía hasta que estuviera plenamente ocupado brindando servicio a los demás.

Nuevamente me puse la columna de plástico al hombro y recorrí las calles de mi comunidad con las tarjetas profesionales. Recuerdo las caras de los peruanos viendo un gigante pálido, en comparación con ellos, ¡Caminando con un esqueleto en la espalda! Todavía me asombra que no hubieran llamado a la policía. Yo esperaba que, a pesar de lo ridículo de mi apariencia, la gente se diera cuenta de mis buenas intenciones. Estaba desesperado por ayudar.

Mi misión era que pudieran vivir la vida de manera óptima a través del poder de la quiropráctica. Nada iba a detenerme. Ese era mi objetivo. Las personas sufren mutilaciones, mueren a edades tempranas y padecen innecesariamente porque no conocen la quiropráctica. El haber sido bendecido con el conocimiento de lo que la quiropráctica puede hacer para devolver la salud a las personas es lo que me impulsaba en ese momento, y continúa impulsándome ahora. Vivo con un propósito que va más allá de mí mismo y eso me ayuda a superar todos los obstáculos.

Al mes, mi castellano relacionado con la quiropraxia era bastante fluido. A los tres meses ya me sentía cómodo viajando solo. A medida que mejoraba mi comunicación también lo hacia mi práctica y ya estaba muy ocupado, pero quería más. Sabía que podía brindar servicio a más personas simplemente con que supieran que yo estaba allí. Se puede llegar a mucha gente a través de la información directa, pero los medios de comunicación fueron, son y serán una excelente manera de llegar a las masas. Decidí que el siguiente paso lógico para construir mi práctica sería utilizar los medios para hablar sobre quiropráctica.

Comencé a llamar a las diferentes radios y medios gráficos. Obviamente, no estaban demasiado interesados. Después de todo, ¿Quién era yo? Un muchacho de veintisiete años no era una autoridad para ellos en ningún tema y menos en quiropráctica. Solo tenía tres meses de experiencia. ¿Qué sabía yo?

Lo que yo sí conocía era el poder de la persistencia. Resolví enviar por fax, todas las semanas, un artículo que hablara sobre quiropráctica y luego sugerir que me entrevistaran. Después de enviar el artículo hablaba telefónicamente con el productor del programa para preguntarle si lo había recibido. Muchos rechazaban la llamada, otros respondían de manera bastante ruda, pero yo insistía. No me tomaba nada en forma personal. Después de todo, solo estaban rechazando mi oferta no mi persona.

Mi misión era más grande que yo. Ellos estaban perjudicando a sus lectores y oyentes por no darles la oportunidad de conocerme. Yo conocía el valor de la quiropráctica y tanto mi familia como yo disfrutábamos de los inmensos beneficios de ese conocimiento. Yo estaba luchando para obtener publicidad sobre la quiropráctica para las personas a quienes yo deseaba servir, no para mí. Es increíble como la actitud puede llevarte a actuar. El Dr. Sid Williams nos enseñaba a hacer las cosas por el simple hecho de hacerlas, a dar por el simple hecho de dar y a amar por el simple hecho de amar. El aplicar esta forma de pensar siempre me produjo muchos beneficios en mi vida y en la de las personas a quienes brindé mis servicios.

Después de varios meses de ponerme en contacto constantemente con productores, finalmente uno me llamó, dándome la oportunidad de hablar en radio. ¡Estaba tan entusiasmado! Le pregunté por qué había decidido llamarme. ¿Era el tema del programa?

"No", respondió, "Voy a darle la oportunidad de hablar en mi programa una sola vez, pero después ¡Tiene que prometerme que dejará de llamarme!". Acepté. Ahora aprovecharía mi experiencia como comunicador de radio. No me sentía intimidado ante un micrófono. Mi programa, "Screaming'Liam" ¡Saldría nuevamente al aire!

La entrevista fue un éxito, pero no por los motivos que yo había pensado. Mientras yo hablaba, aumentaba el rating, entonces el productor decidió que volviera regularmente como invitado. La sorpresa fue que al público le encantaba escucharme no por la información que daba, sino por el entusiasmo con que me expresaba.

Le envié una grabación de la entrevista a un amigo que hablaba español, preguntándole qué opinaba. ¡La respuesta fue increíble!

"Liam, no entendí prácticamente nada de lo que dijiste, pero hablabas con tanta autoridad y entusiasmo sobre el tema que me encontré escuchándote atentamente y deseando ir a tu práctica. Claramente, estás motivado por la oportunidad de ayudar a los demás a través de la quiropráctica". Esta es una de las lecciones que doy a las personas de las cuales soy el mentor. Muchas veces no es lo que dices, sino cómo y por qué lo dices. Como resultado de esta experiencia, decidí estudiar español hasta poder hablar como un local.

Continué trabajando en mi plan de los medios y gradualmente me fueron conociendo como el quiropráctico americano que aumenta los ratings. No pasó mucho tiempo para que comenzara a aparecer regularmente en radio, TV y en los medios gráficos. Ahora los conductores de taxis sabían que la quiropráctica no se refería a leer las líneas de la mano. Sabían que estaba relacionada con la columna y que una columna sana era muy importante para una vida sana.

Estar en TV alimenta enormemente el ego. No conozco demasiados quiroprácticos a quienes se les haya pedido un autógrafo mientras comían en un restaurant o que hayan sido reconocidos en un aeropuerto como el doctor de la TV, y créanme, ¡Es muy divertido! Mi madre me contó que le habían preguntado si tenía alguna relación conmigo cuando presentaba la tarjeta de crédito mientras estaba de vacaciones en Miami.

Como decía B.J. Palmer, "Nunca sabes de qué manera lo que piensas, dices o haces hoy podrá afectar las vidas de millones de personas mañana". La televisión tiene ese poder, y los quiroprácticos de todo el mundo deberían tener como objetivo perseverar hasta lograr aparecer en las pantallas. Nuestro mensaje es demasiado importante para verse eclipsado por veinticuatro horas de publicidad los siete días de la semana aconsejando el uso de medicamentos para mejorar la salud. Para detener esta locura deberíamos inundar los medios de comunicación con mensajes acerca de quiropráctica. El cuidado quiropráctico debería convertirse en una rutina en la vida de todas las personas.

Mi práctica continuó creciendo. Comencé a analizar cada una de las cosas que pensaba, decía o hacía en mi oficina. Comencé a aplicar muchos de los principios de comunicación que había aprendido en mis estudios anteriores a la quiropráctica y lo que comprobé fue que cuanto mejor era mi comunicación, más crecía mi práctica.

Cuando estaba en la universidad, nos decían que cuando ves 1000 personas por semana la quiropráctica deja de tener secretos. Yo me propuse llegar a las 1000 visitas semanales. Trabajaría, muy feliz, siete días a la semana. Haría todo lo que fuera necesario para alcanzar mi meta. Quería conocer todo acerca de la quiropráctica.

Muchas personas hablan de lo que les gusta o les gustaría hacer. Yo descubrí que el compromiso es uno de los factores fundamentales del que carecen aquellos que no son exitosos. Las palabras no tienen sentido si no están respaldadas por hechos. El Dr. Sid Williams solía hablar acerca de los largos días y las noches sin dormir necesarios para construir una práctica importante. Uno debe dejar de lado su persona en aras del servicio y eso es exactamente lo que hice.

Dormía cuatro o cinco horas y trabajaba diecisiete o dieciocho horas por día. Lo único importante para mí era ver gente. Me enamoré de la quiropráctica. Muchas personas no pueden comprender este estilo de vida. Trabajé mucho para salir de mi zona de confort, tratando de romper los límites dentro de lo posible.

En esa época nunca tuve tiempo para sentirme cansado. Por las noches no podía dormir esperando a que llegara la mañana para levantarme e ir a trabajar. Cada día estaba como un niño la noche anterior a Navidad, ansioso por las oportunidades que podrían presentarse al día siguiente.

La práctica de la quiropráctica nunca fue aburrida para mí. Cada persona a la que tuve el placer de ver era como una fascinante cerradura con combinación. Mi tarea era buscar la combinación que destrabara la energía que estaba en su interior.

Aprendí mucho acerca de los seres humanos, la comunicación, la sanación, la quiropráctica, el amor y la persistencia durante ese período de mi vida. Al principio del libro *Piense y Hágase Rico,* Napoleon Hill afirma que el universo te dará todo lo que desees en esta vida y lo único que tienes que hacer es preguntarte cuánto quieres sacrificar. Yo sacrifique mi tiempo en aras de dominar la ciencia, el arte y la filosofía de la quiropráctica. Me entregué a ella y las recompensas fueron mucho más grandes que las imaginadas aún en mis sueños más descabellados.

A fines de 1996, había cumplido mi objetivo de ver 1000 pacientes por semana. Desde el punto de vista estadístico estaba feliz, pero quería más. Una sola práctica no era suficiente para brindar servicio a este país. Quería establecer más oficinas quiroprácticas y traer más quiroprácticos para mostrarles la maravillosa vida que Perú podía ofrecerles. Quería enseñar mi sistema a un grupo importante de quiroprácticos con principios para que pudieran difundirlo en todo el mundo y realizar una revolución pacífica relacionada con la salud. Quería crear un lugar donde la quiropráctica pudiera florecer. Soñaba con crear una utopía quiropráctica.

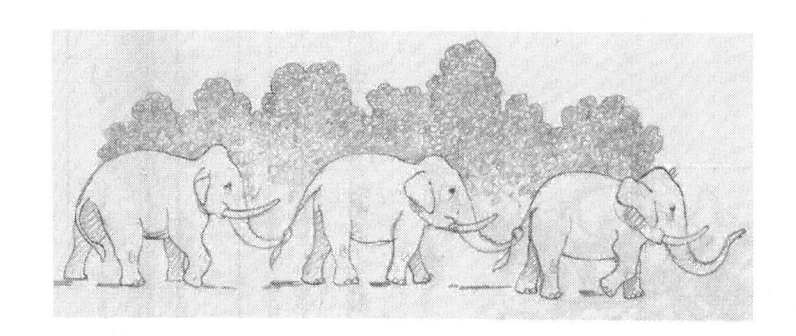

CAPÍTULO 10
El final es el comienzo

Judd

Estoy enamorado de la quiropráctica. Muchos profesionales suelen hablar del equilibrio entre la quiropráctica y la vida. No veo cómo se puede tener un equilibrio. La quiropráctica lo brinda todo. Nosotros hacemos un simple ajuste y los principios de la quiropráctica nos entregan todo lo demás. No conozco la forma de equilibrar la ecuación. Creo que nunca podríamos devolver lo mismo que hemos recibido, aunque viviéramos *dos* vidas.

Cuando las personas me llaman en medio de la noche o en un día feriado, siempre he dicho y diré, que prefiero que me llamen antes de que tomen drogas. Otra cosa que otros doctores temen es hacerse amigos de los clientes. Algunos de mis clientes me han ayudado con las cosas más importante de mi vida. Mi contador es casi de la familia y es un cliente. El mecánico que arregla nuestros autos es cliente. Nosotros hacemos trueque por los servicios y creo que es el mejor trato del mundo. Si mi vehículo tiene un problema, yo lo llamo y durante el día llega un auto prestado y mi problema se va al taller. Esto me hace sentir muy bien siempre.

Yo vivo en una granja comprada con ayuda de un cliente que sabía que estaba buscando algo así. Un día, llegó y me dijo: "No le diré a nadie acerca de este lugar, solamente a ti, porque siempre me has hablado sinceramente y quiero devolverte el favor, pero hazme uno a mí: si tu no la compras, guarda el secreto, porque si tu no lo haces la compraré yo". Ese mismo día, adquirí la granja de cuarenta y cinco acres, que significó tocar el cielo con las manos durante los últimos diez años.

Puedo pasarme el día hablando de los miembros de mi práctica que han enriquecido mi vida más allá de una compensación monetaria, como el granjero que me ayudó a hacer el invernadero, el experto en riego que colocó los regadores dentro de él y el que manejó la máquina excavadora para ayudarme a nivelar la tierra. La profesión de quiropráctico me puso en contacto con algunas de las mejores personas del mundo.

Por si lee este libro, quiero incluir al constructor que edificó nuestra casa en noventa días, totalmente a crédito, solo con un apretón de manos como promesa de pago mientras esperábamos que el banco nos otorgara el préstamo. Y, por último, pero no por ello menos importante, quiero agradecer al hombre que me ayudó a realizar un sueño personal: correr carreras de motos en pistas autorizadas.

Durante mucho tiempo, todo lo que hice fue ajustar, sin pensar en otra cosa. Me quedé helado cuando finalmente decidí llamar a un contador, quien me puso al tanto de todos los impuestos atrasados que debía. Ningún problema, pagué y seguí adelante. No tenía idea de cómo funcionaban los seguros, Aceptaba los copagos aunque fueran de cinco dólares. No me importaba, yo seguía ajustando gente.

Después de seis meses, uno de los miembros de la práctica me preguntó el motivo por el cual no estaba facturando su seguro. "Aún no tuve tiempo de verlo", le contesté. Muchas personas me preguntaron por qué no comenzaba a facturar, me decían que estaba loco por perder todo ese dinero.

Muy en contra de mis deseos, contraté a una señora para que me hiciera las facturas. Ambos estábamos impactados. Ella quería que yo anotara y yo quería que me dejara tranquilo. A medida que comenzamos a facturar, empezó a ingresar dinero. El contador quería que me dedicara a invertir. Yo no invertía en nada que no fuese quiropráctica. Pagué los préstamos y las deudas. Construimos una casa y cancelamos la deuda.

Les daré un consejo a los quiroprácticos: Si quieren tener éxito, traten de no tener deudas. Es muy útil en todos los aspectos de la vida. Estamos comprometidos a dar durante toda nuestra vida y es mucho más fácil dar cuando no hay que preocuparse por las cuentas. En lugar de pensar en la jubilación, dediquen sus esfuerzos a ser lo más sanos posible, así pueden trabajar hasta los 105 años.

Durante los primeros dos años, Me especialicé en hacer straight quiropráctica y cobraba solo en efectivo, pero luego, lentamente los seguros se fueron infiltrando en mi práctica. Pensé que, si aceptaba los seguros, les facilitaría a las personas continuar el cuidado quiropráctico. Traté de justificar que valía la pena dedicar algo de tiempo a llenar formularios y demás actividades inútiles relacionadas con los seguros.

Nuestro trabajo es ayudar a las personas a vivir mejor, con más salud y alegría, sin embargo, pensamos que a esa tarea le podemos poner valore y llamarlo de otra manera. La práctica de la quiropráctica con las restricciones de los seguros se convirtió en una distracción enorme. En lugar de enfocarme en las personas, tenía que llenar formularios.

Un día, todo eso me golpeó como un camión lleno de ladrillos. Estaba organizando la celebración de nuestros diez años de práctica, que debía ser mi gran día, pero se desinfló el globo. Tenía todo, la gran práctica, la gran casa y todo lo que la gente dice que es importante. Sin embargo, sentía que, de alguna manera, la verdadera quiropráctica se había perdido y dentro de mi corazón sabía que no iba a poder trabajar otros diez años de esa manera.

Supuestamente, los quiroprácticos deben estar enamorados del servicio, enamorados de dar amor y yo estaba completando formularios para el seguro. Había soñado con ser quiropráctico tiempo completo hasta el día de mi muerte, y en lugar de eso me estaba muriendo en mi práctica. ¿Saben lo que hice ese día? ¡Renuncié! Comencé a facturar y controlar papeles, pero tomé todos los formularios que tenía y abandoné todo.

Puse la camioneta de culata frente a la puerta de mi oficina, cargué todos los papeles de los seguros y fui a casa. Luego, hice una enorme fogata en el fondo y ¡Me puse a bailar a su alrededor!

Más tarde, volví a mi oficina. Me detuve una cuadra antes en una pequeña tienda llamada "Edertal", donde compré un block de papel y una lapicera con la que escribí la palabra "CERRADO". Pegué el papel en la puerta y, ya está, se terminó la quiropráctica para mí, o eso pensé.

Entonces, llegó el momento en que el estar enamorado de la quiropráctica realmente ayudó. Si solo hubiera sido un interés temporario o el pasatiempo de una noche, allí se hubiera terminado todo. Pero realmente la amaba y, como todo verdadero amor, cuando has caído al fondo, ella te levanta. No hay equilibrio, no hay negociaciones. Entrégale tu corazón y ella te dará todo lo demás. "esa es la gran idea".

En ese momento me ayudó el profundo amor por la quiropráctica. Ella no me iba a dejar ir de ninguna manera; no con todo el entrenamiento de "upper cervical", no después de diez años de dedicación a la relación con la quiropráctica. Eso no iba a suceder de ninguna manera y, como tenía que ser... el teléfono de mi casa comenzó a sonar.

¿Dónde estaba? ¿A dónde me había ido? ¿Estaba bien mi familia? Y todas las preguntas de rigor. Luego pasaron otras pocas semanas y comencé a recibir llamados de abogados de accidentes personales, les dije que lo sentía, pero que había cerrado. Me telefonearon personas que querían recibir indemnizaciones, les dije lo mismo: perdón, cerré. Recibí llamados de la Organización para el Mantenimiento de la Salud (HMO por sus siglas en inglés) porque mis formularios aún no habían llegado: lo siento, cerré, fue mi respuesta. Hasta recibí llamados de algunos integrantes de la HMO ¡Para que presentara el formulario de renuncia!

Un día, alrededor de las 11 de la mañana, llamaron a la puerta de atrás de mi casa. Era uno de los miembros de mi práctica, un muchacho del que yo pensaba que nunca se había tomado demasiado en serio la quiropráctica. Nunca me había hecho ningún halago. No era especialmente agradable. Jamás había asistido a las fiestas de la práctica ni actuaba como si realmente le importara. Pero allí estaba.

"Hola, perdón que lo moleste doc, pero tengo dos problemas. Uno, mi hijo está enfermo y necesita un ajuste y otro mi cadera me está matando y ninguno de los tontos que andan por ahí se da cuenta que el problema está en el cuello como usted nos ha enseñado. Por lo tanto, lamento ser un intruso y no sé por qué usted no sale de su casa, pero nos gustaría entrar y recibir un ajuste".

¿Qué podía hacer? ¿Cerrarles la puerta en la cara? ¡Por supuesto que no! Por lo tanto, les dije que entraran y allí me volví a reunir con el amor al servicio. Me gustaría haber grabado todo el diálogo, porque fue muy lindo, especialmente cuando su hijo entró, me miró de arriba abajo como solo los niños pueden hacerlo y después me preguntó ¡Por qué estaba en calzoncillos!

Todos estos años yendo a trabajar bien vestido, diez años de correctos apretones de manos y de educadas políticas en la práctica... y allí estaba yo, ¡Ajustando en ropa interior!

Desde ese momento, supe que la quiropráctica era demasiado grande para una sola persona. Me di cuenta de que me había involucrado en un movimiento universal. Sentí que debía comenzar a conectarme con otros quiroprácticos. Estaba completamente enamorado del arte, la ciencia y la filosofía de la quiropráctica. Tenía que encontrar la manera de explicar a los miembros de la práctica y a otros quiroprácticos que la quiropráctica debe ser masiva, es algo que tenemos que compartir con todo el mundo.

En cuanto decidí volver a trabajar en quiropráctica, mágicamente las personas comenzaron a llamar. Comencé atendiendo en el garaje y después en el cuarto de estar de mi casa. Con ayuda de algunas personas, convertimos el basement en una oficina quiropráctica. A medida que la quiropráctica fluía a través mío, comencé a recibir ofertas de todo el mundo para enseñar y brindar servicio quiropráctico.

Comencé dando clases de perfeccionamiento de técnicas, para enseñar a otros quiroprácticos no cómo ajustar, sino la manera de mejorar la técnica elegida por ellos. Les daba la oportunidad de comprender la importancia de la actitud y la claridad al practicar nuestra profesión. A muchos, esto les sirvió para valorar su ajuste y su modo de pensar. La enseñanza me puso en contacto con muchos quiroprácticos y significó una gran experiencia. Es apasionante estar rodeado de otras personas que tienen tu misma forma de pensar.

Al principio, practicaba mi profesión con una actitud cerrada, pensando que lo mejor era que yo estuviera lo más seguro y saludable posible, que mi forma de trabajo debía ser protegiendo mi pequeño habitáculo. La quiropráctica me empujó hacia el mundo, no porque yo quisiera sino porque ella lo quiso.

Todos los quiroprácticos deben dejar que la quiropráctica sea el amor que los lance hacia el mundo, porque las personas nos necesitan y también necesitan lo que solo la quiropráctica les puede dar, que es la oportunidad de vivir de la mejor manera y lo más plenamente posible.

Nuestro camino es largo y a veces difícil, pero somos la última y mejor esperanza en un mundo de paz. Algunas veces el camino por recorrer nos parece demasiado largo. Y entonces es cuando te pones en contacto con un amigo. Todos los sueños se pueden cumplir si tenemos el deseo de aprender, de amar y servir, de soltar los pensamientos antiguos y los patrones negativos, y, finalmente, el deseo de vivir por algo que es mucho más grande que nosotros, servir a los demás.

Liam

En 1997 el Centro Quiropráctico Schübel abrió oficialmente sus puertas. Perú estaba a punto de experimentar una transformación masiva. Los rebeldes fueron vencidos y el país comenzó a florecer. Yo sabía que el papel a desempeñar por el Centro Schübel sería crucial para el servicio de la gente en los años venideros.

Estoy muy orgulloso de haber agregado el término "quiropráctica" al vocabulario de muchos peruanos. Cuando llegué a ese país por primera vez, casi nadie había oído hablar de la quiropráctica y estoy más orgulloso aún de que ese término incluya la imagen de un quiropráctico utilizando las manos para remover subluxaciones vertebrales de la columna vertebral. A través de los medios de comunicación, hemos presentado el mensaje de la quiropráctica en su forma pura.

En un país sin nociones preconcebidas de la quiropráctica, estaba en condiciones de aprender de los muchos errores cometidos en los Estados Unidos al promocionar y posicionar la quiropráctica. Estaba determinado a crear una utopía quiropráctica. Perú se convertiría en el país en el que ¡Sin duda alguna! sus habitantes tendrían un quiropráctico. El tema no sería si las personas y sus familias recibirían cuidado quiropráctico, sino quien sería su quiropráctico.

En ese momento me di cuenta por qué Dios me había enviado a estudiar comunicación. Si vas a brindar un servicio tan grande como la quiropráctica, lo mejor es saber cómo dar a conocer el mensaje en forma masiva. Mi título universitario en comunicación me sirvió para prepararme para esta enorme responsabilidad y lograr que el nombre Schübel fuera sinónimo de quiropráctica pura.

Las estrategias utilizadas para crear mi práctica de estudiante cuando estaba en la universidad fueron las mismas que usé para crear una exitosa práctica en Perú. Por supuesto, la práctica peruana creció mucho más de prisa porque no tenía las restricciones y temas relacionados con los seguros médicos que tienen los quiroprácticos en los Estados Unidos. Cargué con la columna de plástico y comencé a tocar timbres con las tarjetas de presentación, un castellano bastante pobre y un inquebrantable deseo de liberar al planeta de las subluxaciones vertebrales.

Los peruanos respondieron maravillosamente al mensaje y vinieron masivamente. En tres meses veía 500 personas por semana y tuve que ampliar los horarios. Estaba viviendo en mi propio cielo quiropráctico, pero quería más. Quería brindar servicio a más personas. Me puse la meta de ver 1000 personas por semana.

Mi español había mejorado lo suficiente para poder comunicarme fluidamente. Al principio, mi idioma era limitado y la pasión y el entusiasmo me conducían al éxito. A medida que comencé a hablar con fluidez el castellano, la práctica explotó aún más. La pasión por la quiropráctica es lo que me dio fuerzas en esos días. Comía, dormía y vivía solamente quiropráctica.

¿Cuántos de nosotros pasamos los días simplemente deambulando dentro de nuestras prácticas? A veces, tenemos la tendencia de actuar como robots y perder contacto con el hecho de que los quiroprácticos verdaderamente trabajamos con la fuerza que anima al universo viviente. Tenemos la bendición de ser las únicas personas del mundo altamente capacitadas para detectar, analizar y ajustar subluxaciones vertebrales. Creo que es muy importante que cada uno de nosotros nos lo recordemos diariamente antes de brindar cuidado quiropráctico a las personas a quienes tenemos el privilegio de servir.

A medida que me hice más conocido en la radio y mi español mejoró lo suficiente para que la gente pudiera comprenderme por completo, surgió la oportunidad de hablar sobre quiropráctica en un canal de televisión nacional. Aún me causan gracia los videos de esas primeras entrevistas. Tenía un ambo barato de 1970, dos talles más grandes, que parecía de un empleado de una empresa funeraria. Usaba el cabello estilo afro y una barbita que imitaba a la del Dr. B.J. Palmer, pensando que la barba disimularía mi juvenil falta de experiencia. Algunas personas me decían que era una mezcla de Jimi Hendrix rubio y Malcolm X.

Independientemente de mi apariencia, nuevamente era la pasión por dar a conocer el mensaje lo que me convirtió en el profesional de la salud más popular de la televisión peruana. Era totalmente diferente a los acartonados médicos con su uniforme blanco y su incomprensible vocabulario. Yo hablaba sencillamente, utilizaba analogías y me conectaba con las personas de una manera amorosa, cariñosa. El resultado fue que cada vez que mi entrevista salía al aire, los ratings subían. Los que conocen algo de televisión, sabrán que los ratings son los que mueven esa industria.

Comencé a experimentar lo que denominé la fama de una estrella del rock de la quiropráctica. Me reconocían en los restaurants, en la calle y en el aeropuerto. Me pedían autógrafos y mi opinión acerca de sus problemas de salud. Debo admitir que todo eso ¡Acrecentaba mi ego cada vez más!, ya que yo me seguía viendo como el muchacho de Freehold, Nueva Jersey, con los grandes autos y la ropa barata. Era difícil imaginar que estaba siendo la cara de la quiropráctica en Sudamérica. Hasta mi madre estaba experimentando los resultados de tener un "hijo famoso". Cuando estaba de visita en Miami y usaba su tarjeta de crédito, con solo presentarla ante cualquier empleado peruano le preguntaban si tenía alguna relación con el famoso quiropráctico Dr. Schübel.

Es fácil descansar cuando se ha logrado cierto nivel de éxito. Sin embargo, yo nunca renegué de mis orígenes. Creo que cada bendición que recibimos de Dios está unida a una gran responsabilidad. Alcanzar la meta de 1000 personas por semana a fines de 1996 fue una gran satisfacción, pero comencé a preguntarme, ¿Y ahora qué? Decidí que el próximo paso sería recordar todas las lecciones aprendidas acerca del éxito y crear un plan sistemático para compartir con los demás.

El plan consistiría en cuatro partes:

Capacitar a los quiroprácticos para que fueran exitosos.

Llevar la quiropráctica a los pueblos marginados del mundo.

Mejorar la calidad de la educación quiropráctica en las escuelas.

Desarrollar estrategias políticas para garantizar que la práctica de la quiropráctica continúe siendo agradable y que todas las personas del mundo puedan recibir sus beneficios.

Como con cualquier plan, para lograr los objetivos es mucho mejor trabajar con otras personas que tengan la misma forma de pensar.

En su libro "Piensa y Hazte Rico" Napoleon Hill describe a esas personas como los autores intelectuales. En la universidad de quiropráctica, el Dr. Nogrady y yo éramos los autores intelectuales de nuestro método de estudio. En Perú, yo necesitaba encontrar personas similares cuya pasión fuese llevar la quiropráctica al mundo.

Una vez más, la profesión de quiropráctica brindó más abundancia a mi vida y puso en mi camino a dos personas con los cuales crearíamos uno de los grupos más grandes jamás conocido por la quiropráctica. Mi sociedad y amistad con los doctores Michael Sontheimer y Christopher Taylor me ha bendecido a mí y al resto de la humanidad.

Juntos comenzamos a desarrollar el plan de quiropráctica mundial. Sistematizamos el conocimiento adquirido a lo largo de los años para organizar grandes prácticas. Creamos una base de capacitación para quiroprácticos que les permite aprender y ganar dinero a la vez. Abrimos centros de quiropráctica en todo Perú y los llenamos de profesionales recién graduados de la universidad de quiropráctica. Este programa de inmersión total ha formado y atraído a varios de los mejores quiroprácticos del mundo actual. En cuanto se supo que teníamos un poderoso sistema listo para abrir y poblar grandes y exitosas oficinas quiroprácticas, inauguramos más centros de quiropráctica en toda América del Sur.

El año pasado, en un seminario de quiropráctica inicial, conocí a dos visionarios, los doctores Peter Morgan y Bradley Rauch. Ellos se sintieron atraídos por la República Dominicana y querían crear allí también una utopía quiropráctica. En menos de seis meses habíamos abierto una práctica y en un año ya teníamos tres. Nuestro sistema había demostrado ser eficiente y sencillo para que los nuevos quiroprácticos aprendieran, independientemente del lugar donde estuvieran.

En 2012 comenzamos a abrir oficinas quiroprácticas en ese país. Tuvimos varios quiroprácticos brasileños muy exitosos trabajando como socios en nuestra base de capacitación de Perú, quienes al volver a su país llevarán nuestro sistema.

Nuestra meta es tener cientos de oficinas quiroprácticas en todo el mundo relacionadas entre sí con el objetivo común de cambiar a la humanidad. Los doctores de diferentes naciones asistieron a nuestro seminario para aprender el "sistema Schübel" y a su vez llevar la quiropráctica a sus países de origen. Durante los próximos veinte años expandiremos nuestro sistema a cada uno de los continentes. Me emociona pensar en la cantidad de personas que se beneficiarán con el cuidado quiropráctico gracias a ello. Esto es lo que me inspira a querer hacer más. Finalmente encontré "mi respuesta". Para esto fui llamado.

La segunda parte de nuestro plan quiropráctico mundial fueron los viajes misioneros. Mis socios, los doctores Taylor y Sontheimer recibieron el nombre del viaje misionero por el Dr. Jeffrey Beliveau. Después de escuchar nuestros planes dijo que ese iba a ser el "mejor viaje misionero del mundo".

Hay muchas cosas que adoro de los viajes misioneros. Una de ellas es ver los milagros que ocurren cuando las personas que no conocen la quiropráctica se encuentran con ella por primera vez en sus vidas. Hemos tenido el privilegio de brindar servicio en algunos de los lugares más marginados del planeta. Creo que los viajes misioneros son lo más cercano a hacer una tarea Divina.

Otra de las cosas que me encantan es la transformación que puede observarse en los estudiantes y doctores que participan de estos viajes misioneros. Llevamos estudiantes a quienes la Comisión les ha lavado el cerebro desde el punto de vista médico y vuelven convertidos en apasionados quiroprácticos. ¿Quieren saber cuánto tiempo se necesita para borrar cuatro años de adoctrinamiento en una educación casi médica? ¡Menos de cuatro días!

Los quiroprácticos, por naturaleza, están ansiosos por ayudar a las personas. Solo necesitan que les muestren el camino correcto. El día de llegada al viaje misionero, están confundidos, temerosos y desconcertados. El último día golpean las puertas del hospital pidiendo chequear las columnas de las pobres almas que están allí aprisionadas.

Algunos de los mejores viajes misioneros fueron los que nos llevaron a las favelas de Río de Janeiro, Brasil; a los Pueblos Jóvenes de Lima Perú, a las viviendas montañosas de los descendientes de los Incas en Cuzco y a las comunidades de la jungla del Amazonas. Si el lector aún no ha experimentado un viaje misionero, es sumamente recomendable que lo considere una prioridad. Profundizará el sentido de su vida como ser humano y como quiropráctico.

La tercera parte del plan universal de quiropráctica es participar de la educación de las futuras generaciones de quiroprácticos. Unos años atrás, tuve la bendición de que el Decano del Sherman College of Chiropractic, me solicitara integrar el Consejo Directivo de la institución. Formar parte del Directorio de un instituto de enseñanza superior es un gran honor y una tremenda responsabilidad. El Sherman College tiene una rica historia relacionada con la promoción y protección de los principios de la quiropráctica. De esta institución han egresado algunos de los mejores quiroprácticos del mundo.

Poder tocar directamente las vidas de los estudiantes ha sido una de las mayores satisfacciones de mi vida. Yo recomiendo a todos los quiroprácticos a involucrarse activamente en una universidad de quiropráctica para procurar tener excelentes quiroprácticos, para que continúe vivo el mayor arte de curar que se haya descubierto hasta el día de hoy.

Involucrarse en la política es crucial si deseamos tener éxito permanente en nuestras prácticas quiroprácticas y permitir a que todos los habitantes del mundo tengan acceso al cuidado quiropráctico. Nos guste o no, la política influye en todo lo que hacemos en la vida: Podemos profesar cualquier credo como consecuencia de la libertad religiosa; podemos decir lo que queremos gracias a la libertad de expresión y podemos reunirnos con cualquier grupo político gracias a la libertad de reunirse pacíficamente.

Los políticos dictan las leyes que rigen nuestras vidas. Si queremos influir en su redacción, debemos involucrarnos activamente en el proceso. Hacerlo, no debería demandar demasiado tiempo. Hay líderes quiroprácticos que guiarán tu camino. Sin embargo, lo fundamental es participar en las actividades de esos líderes y apoyarlos cuando te piden algo. Esto implica invertir tiempo, talento y dinero, siempre y cuando ello no implique demasiado de los tres. Los quiroprácticos somos tantos que, si cada uno de nosotros participara mínimamente, entre todos podríamos cambiar el mundo.

Al finalizar este libro estoy en el mismo lugar en el que estaba cuando comencé, sentado en un avión yendo a otra parte del mundo, (esta vez a California), para hablar de uno de los grandes amores de mi vida, la quiropráctica. No puedo evitar sentir nostalgia al ver hasta donde he llegado después de quince años de quiropráctica. Si tuviera que volver a hacer todo nuevamente, lo único que cambiaría es trabajar aún más. Aún quedan muchas personas que no han recibido los beneficios de los ajustes quiroprácticos.

Espero que hayan disfrutado leyendo tanto como yo he disfrutado escribiendo y lo que es más importante, espero que hayan aprendido algunos de los principios del éxito que puedan ayudarlos a vivir la vida que se merecen, no importa cuál sea el llamado de sus vidas. Reconozcan que han recibido muchas bendiciones. Ahora es el momento de compartirlas con los demás. Quizás USTEDES también hayan sido elegidos para ser quiroprácticos.

Que Dios los bendiga siempre: desde arriba, desde abajo, desde adentro y desde afuera. ADIO, ADIÓS, Liam P. Schübel, DC y Judd Nogrady, D.C.

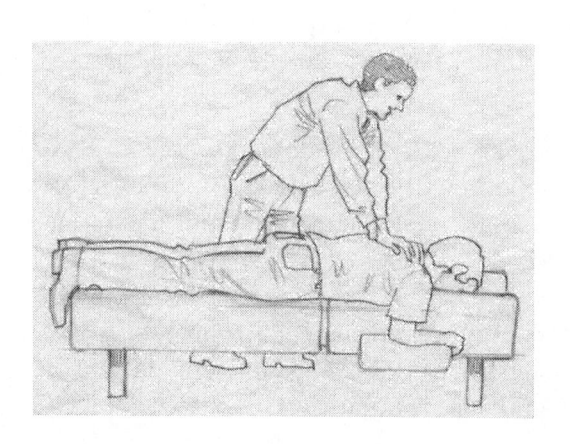

Epílogo

Actualmente, hay una reglamentación del Consejo de Educación Quiropráctica (CCE por sus siglas en inglés) que está cambiando muchos de los fundamentos que se enseñan en las universidades de quiropráctica. Dichas modificaciones están desviando de su rumbo a la quiropráctica. Hay muchos grupos marginales reconocidos en los Estados Unidos de América que están tratando de que la práctica de la quiropráctica tienda aún más hacia la medicina.

Por ello, hay que actuar ¡sin pérdida de tiempo! Hay 10 cosas que puedes hacer para salvar esta profesión:

1. Como quiropráctico, debes trabajar para que te designen miembro de la Comisión de Quiropráctica del Estado en el que ejerces la profesión. Si trabajas en un lugar del mundo donde no existen dichas Comisiones, debes involucrarte en cualquier institución regulatoria de esa área. Debemos asegurarnos de que la quiropráctica de principios esté debidamente representada. Los quiroprácticos de principios constituyen la mayoría de los profesionales exitosos, pero no estamos suficientemente representados en los aspectos regulatorios de la quiropráctica. Debemos garantizar que somos parte del proceso que mantiene la legislación de la quiropráctica de acuerdo con nuestra visión.

2. Asiste a todas las asambleas de la Comisión o de la entidad regulatoria, aunque no formes parte de ella.

De esa manera, las personas que la dirigen tendrán que rendir cuenta de sus acciones.

3. Únete a una asociación regional o estadual – que apoye tus valores centrados en las subluxaciones. Si no la hay, créala. Esto es muy importante para que los quiroprácticos de tu zona que compartan tu forma de pensar estén debidamente organizados. Esto hará crecer tu práctica y tu influencia.

4. Únete a la Federación Internacional de Quiroprácticos y Organizaciones Debemos comenzar a organizarnos mundialmente para aumentar nuestro poder e influencia. www.ifcochiro.org

5. Apoya la investigación de la quiropráctica.

    a. Envia donaciones a esta organizacion dedicada a la investigación de la quiropráctica:

    "Foundation for Vertebral Subluxation"

    vertebralsubluxation.org

    b. Suscríbete a una revista de investigaciones de quiropráctica que abarque temas relacionados con las subluxaciones.

    www.vertebralsubluxationresearch.com

    c. Asiste anualmente al Simposio Internacional de Investigación y Filosofía (IRAPS por sus siglas en inglés) que se celebra en el Sherman College of Chiropractic en Spartanburg, Carolina del Sur, Estados Unidos de América.

Aquí, los investigadores de todo el mundo presentan las investigaciones de vanguardia relacionadas con las subluxaciones.

www.sherman.edu

6. Ten una práctica exitosa. Debes vivir una vida de abundancia para estar en condiciones de ayudar a las personas. Hay muchos seminarios relacionados con el éxito en todo el mundo. Es necesario participar de ellos para aumentar tus habilidades y mejorar tu capacidad de brindar servicio a las personas de tu comunidad.

www.SchubelVisionElite.com

7. Únete a un viaje misionero de quiropráctica. Ayuda a llevar la quiropráctica pura a las zonas marginales del mundo. Libera la chispa de la vida en un lugar donde la quiropráctica nunca se ha experimentado anteriormente.

www.thebestmissiontripever.com

8. Apoya a una universidad de quiropráctica. Puedes dar tu talento, tu tiempo o tu tesoro. Ya es hora de mirar hacia adelante. Esto asegurará un futuro brillante para la quiropráctica y el planeta.

9. Apoya a empresas que adhieran a la quiropráctica. Los productos y servicios que necesites para tu práctica adquiérelos en compañías que compartan nuestro deseo de mantener la quiropráctica en estado puro.

10. Date a conocer a través de los medios de comunicación. Esta es una de las mejores maneras de influenciar a todo el mundo. No es tan difícil como parece. Los seminarios Schübel Systems pueden mostrarte cómo hacerlo.

www.SchubelSystems.com

Tenemos dos batallas por delante, una con nuestra propia profesión y la otra con la comunidad "farmomédica"* Debemos crear una fuerza unificada para retomar la quiropráctica de principios. Debemos unirnos y enviar al mundo el mensaje de liberación de la quiropráctica. La quiropráctica en esencia es crucial para la transformación y evolución de nuestro planeta.

* Farmomédica es una palabra creada por el autor, para describir la práctica de los laboratorios farmacéuticos que influyen en los aspectos del cuidado de la salud.

Referencias

Capacitación Quiropráctica
Schübel Para La Utopía
Quiropractica

CEO – Dr. Michael Sontheimer

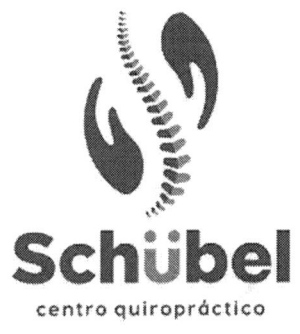

www.SchubelVisionWorldWide.com/associate.html

    Oportunidades disponibles para quiroprácticos y estudiantes que deseen aprender y capacitarse con nosotros, a la vez que reciben una remuneración, en Perú, República Dominicana, Colombia y ¡pronto en otro país cerca vuestro!

    Necesitamos quiroprácticos de principios ¡que estén listos para cambiar el mundo! Buscamos asociados que deseen prosperar en una oficina quiropráctica centrada en las subluxaciones vertebrales, brindar servicio a muchas personas, recibir una buena remuneración, aprender a manejar una práctica económicamente exitosa, aprender español, vivir/trabajar con un equipo de quiroprácticos motivados y centrados en las subluxaciones y unirse al creciente movimiento quiropráctico que estamos liderando en todo el mundo.

Viaje misionero de quiropráctica *"The Best Mission Trip Ever"*

[Membrete] the best mission trip ever

www.thebestmissiontripever.com

Cofundador y Director:

Dr. Christopher Taylor

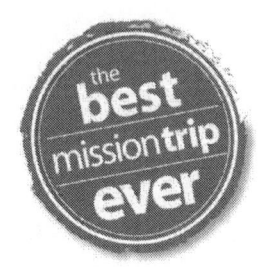

Visión: Imaginamos un mundo en el cual la humanidad viva su optimo potencial innato. Un mundo en el que las personas tengan la oportunidad de recibir tratamiento quiropráctico centrado en las subluxaciones vertebrales durante toda su vida. El mundo que soñamos es aquel en el cual cada estudiante y profesional quiropráctico esté enamorado de la quiropráctica centrada en las subluxaciones vertebrales y tenga éxito en la prestación de ese servicio.

No pierdan la oportunidad de viajar a lugares exóticos del planeta y liberar la vida mediante el poder de un ajuste quiropráctico. Estos viajes volverán a encender tu pasión y te volverán a conectar con tu propósito en este mundo.

THE FUTURE OF CHIROPRACTIC

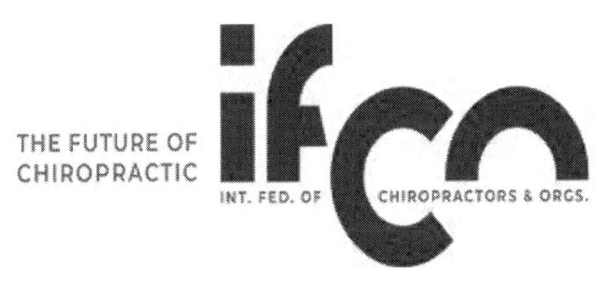

INT. FED. OF IFCO CHIROPRACTORS & ORGS.

Federación Internacional de quiroprácticos y organizaciones IFCO (por sus siglas en inglés)

[Membrete] IFCO International Federation of Chiropractors and Organizations

www.ifcochiro.org

Este grupo internacional es la organización quiropráctica de mayor crecimiento en el planeta. Los líderes inspiradores y las mentes más importantes de la profesión se han reunido en esta organización con un objetivo claro. Garantizar que cada ser humano del mundo pueda recibir cuidado quiropráctico.

Si tu visión es que cada hombre, mujer y niño reciban cuidado quiropráctico desde su nacimiento, entonces únete a nosotros y ayúdanos a liberar el potencial del planeta.

La misión de IFCO es apoyar la práctica de la quiropráctica basada exclusivamente en la localización, análisis y corrección de subluxaciones vertebrales, porque las mismas van en detrimento de la expresión plena de la vida. Nuestro principal objetivo es garantizar el futuro de la quiropráctica como una profesión independiente y específica gracias a la cual el público en general tenga acceso a la corrección de las subluxaciones vertebrales. Para ello, unimos y apoyamos a aquellos quiroprácticos y organizaciones que comparten la misión de IFCO a través de actividades profesionales, legislativas, educacionales y de crecimiento personal.

SCHÜBEL SYSTEMS
CHIROPRACTIC & BEYOND

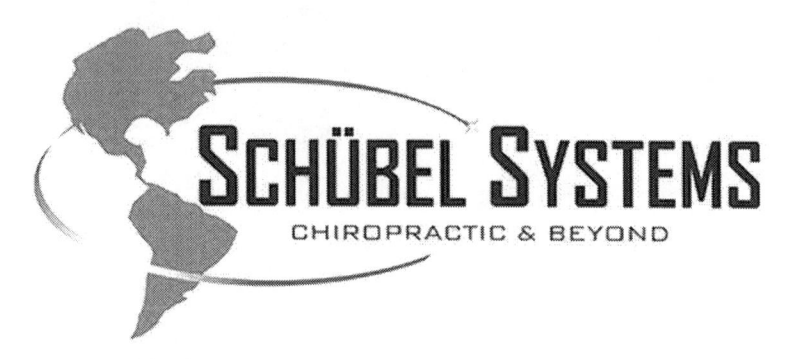

SchubelSystems.com

Director Ejecutivo – Dr. Liam P. Schübel

El promotor de la quiropráctica, Dr. B.J. Palmer, una vez afirmó que el eslabón más débil de nuestra profesión es el ajuste quiropráctico. En la empresa Schubel Systems nosotros, respetuosamente, disentimos con esa afirmación. Nuestros estudios han demostrado que la habilidad de un quiropráctico para comunicar eficazmente es el factor determinante más importante de su éxito.

Hemos desarrollado una serie de excelentes productos y seminarios destinados, exclusivamente, a mejorar la capacidad de cada quiropráctico para comunicar a los miembros de su práctica el mensaje liberador de vida de la quiropráctica. Dichas herramientas de comunicación han sido probadas "en el mundo real" de algunas de las oficinas quiroprácticas más grandes del planeta.

Si te interesa llevar la quiropráctica a todo el mundo y ser exitoso en tu práctica, nuestros productos y seminarios están diseñados específicamente para ti.

"Hands For Change"

[Membrete] Hands For Change USA - Perú

www.handsforchange.com

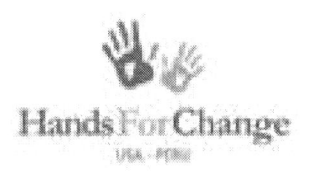

Cofundadores: Doctores Chris Taylor, Michael Sontheimer y Liam Schübel

La misión de *Hands for Change* es mejorar y empoderar las vidas de los niños peruanos a través de la educación. La empresa vende títeres en forma de dedos hechos a mano en Perú y dona una parte del producido a programas educacionales dirigidos a niños que habitan las zonas más pobres.

Asimismo, la empresa constituye una fuente permanente de ingresos para las familias de los niños mediante la producción de los títeres. Muchas organizaciones de todo el mundo, como *The Best Mission Trip Ever, World Congress of Chiropractic Students* y otros clubs de quiroprácticos han utilizado los productos de *Hands For Change* para recaudar fondos con doble propósito, para ellos y para los niños de Perú, logrando de esta manera una forma de cambiar el mundo a través de sociedades win-win auto sustentables.

Universidades de quiropráctica- Referencias

Estas universidades pueden ser de utilidad si ustedes o alguna persona de vuestro conocimiento es elegido para ser quiropráctico:

Scherman College of Chiropractic
Spatanburg, South Carolina, U.S.A
www.sherman.edu

El Dr. Schübel tiene el orgullo de ser miembro del Consejo Directivo y ocupar el cargo de Regente de la universidad.

Life West Chiropractic College
Hayward, California, U.S.A.
www.lifewest.edu

El Dr. Schübel tiene el orgullo de ser miembro del Círculo de Presidentes de Life West.

New Zealand College of Chiropractic
Auckland, Nueva Zelanda

El Dr. Schübel tiene el honor de contribuir con la NZCC.

www.chiropractic.ac.nz

Barcelona Chiropractic College

Barcelona, España

www.bcchiropractic.es/eng/english.htm

Life University

Marietta, Georgia. U.S.A.

www.life.edu

El Dr. Schübel tiene el honor de ser exalumno y miembro del claustro de profesores extendido de la universidad.

Dr. Liam Schübel

El Dr. Liam Schübel es Embajador de la Quiropráctica en el Mundo. Es un especialista en llevar el mensaje de la quiropráctica a los medios de comunicación. Millones de personas de todo el planeta lo han visto y oído en televisión y radio.

Antes del año de haber egresado de la universidad de quiropráctica en 1995, su practica llegó a tener 1000 visitas semanales. Actualmente, posee 14 oficinas quiroprácticas en Perú y 3 en la República Dominicana. Es cofundador de una entidad dedicada a los viajes misioneros de quiropráctica denominada thebestmissiontripever.com para ayudar a los profesionales y estudiantes a reconectarse con la pasión de brindar servicio a aquellas personas que necesitan desesperadamente lo que la quiropráctica tiene para ofrecerles.

Recorre el mundo dando charlas y conferencias a miles de estudiantes y doctores, enseñando los mejores métodos para dar a conocer masivamente la quiropráctica. Esto lo ha llevado a ser cofundador de una de las empresas de comunicación global de quiropráctica denominada *OnPointe Seminars* www.SchubelSystems.com.

El Dr. Schübel es miembro del Directorio del Sherman College of Chiropractic y es miembro activo de la Federación Internacional de Quiroprácticos y Organizaciones cuyo objetivo es llevar a todo el mundo la quiropráctica centrada en las subluxaciones vertebrales. El Dr. Schübel es disertante permanente en los seminarios de quiropráctica *como New Beginnings, IFCO Global Summit,*

Cal Jam, Chiropractic Connect, Life West Wave, DE, CORE y EPOC.

Está radicado en Freehold, N.J., USA, donde vive con su esposa Parinda, sus 4 hijos Liam Jr., Max, Star y Skye. "The Schübelnator" como lo llaman cariñosamente en el circuito de conferencias internacionales, es imparable cuando se trata de llevar quiropráctica de principios alrededor del mundo.

Dr. Judd Nogrady

El Dr. Nogrady se ha dedicado a la quiropráctica a partir del deseo de ayudar a las personas a experimentar el milagro de la curación a través del cuidado quiropráctico que él experimentó personalmente. En 1995 se graduó de la Universidad de quiropráctica. Actualmente tiene oficinas quiroprácticas en Maybrook, Nueva York, y en la ciudad de Nueva York.

Actualmente brinda servicio quiropráctico en su casa de Montgomery, New York y hace visitas a domicilio. Viaja regularmente a todo el mundo para ajustar bebés y niños. Se ha dedicado a explicar a la población de todo el mundo la importancia de chequear a los recién nacidos para corregir las subluxaciones vertebrales.

Made in the USA
Middletown, DE
01 April 2025